AI時代に「頭がいい」とはどういうことか

米山公啓

青春新書
INTELLIGENCE

はじめに

仕事ができる人に会ったり、記憶力がいい人を見ると、頭がよくていいなあと思います。また、最近では将棋や卓球で若い世代が活躍して、天才的な脳を持っているからだろうなあと、つい自分と比較してしまいます。

「頭がいい」という漠然とした感覚は、自分より優れている能力を持っている人を見ると、つい自分とは頭のできが違うからしょうがないと、自分を妙に納得させてしまうものです。

さらに最近では人工知能（ＡＩ）が人間のいろいろな仕事を代行するようになってきて、将来的には自分の仕事がなくなってしまうのではないかと心配になります。

しかし、そこには人間の脳の評価、見方というものが大きく影響します。

私たちは子供の頃から、知能指数（ＩＱ）や偏差値というものを何かと比較対象にしてきて、それがあたかも人間の脳の機能を評価しているものだと思ってきました。しかし、それはごく一部の脳の機能でしかありません。

学校で成績がいい、会社で仕事ができる、いろいろな資格試験に合格してしまう、そういったことを人間の頭のよさとして見てきました。

しかし、それが本当に人間の脳の機能なのでしょうか。

私は医師の仕事をしながら、作家業もやってきました。20年以上さまざまな本を書いて、同時に医療以外のいろいろな人に会うチャンスがありました。そんな人たちを見ると、けっして高学歴ではないにもかかわらず、自分の才能を発揮して、社会的に成功している人がたくさんいることに気づかされます。

私たちはどうしても自分がいる世界でしか人の能力の価値判断ができません。つまり、「頭がいい」という評価がどうしても偏ったものになりがちなのです。

本書では「頭がいい」という漠然とした定義を、再度見直してみたいと思います。

自分の能力を発見して、それを活かし、それによって社会的にも成功できれば最高の生き方だと思います。そのためには「頭がいい」ということをもう一度考え直す必要があるのです。

ＡＩ時代に「頭がいい」とはどういうことか

目次

序章　AI時代、「頭がいい」常識が変わった!?

第2章　「天才たちの脳」の秘密

第3章　「頭のいい脳」はこうして動き出す

第4章　これからの時代に求められる真の「頭のよさ」とは

第5章　自分に合った「頭のよさ」をつくる

本文ＤＴＰ／センターメディア

序章

AI時代、「頭がいい」常識が変わった!?

「メディア」はメッセージである。
メディアというものは、人間が拡張していく装置なのだ。
将来、人間の記憶は脳の中に留まらず、外部へ出ていくだろう
――マーシャル・マクルーハン

人間の脳はAIに勝てなくなったのか

IBMのコンピューター、ディープ・ブルーがチェス世界チャンピオンのガルリ・カスパロフを1997年に破り、2016年3月15日には、米グーグルの囲碁用AI「アルファ碁」が世界最強棋士の一人、韓国の李名人との五番勝負で3勝(最終的に4勝1敗)を挙げた。

とうとうコンピューターが人間の能力を超えて、AI(人工知能)の時代がやってきたと思った人も多いだろう。人間の脳はコンピューターにかなわなくなった、と。

しかし、冷静に考えてみれば、これはあくまで囲碁やチェスの世界の限られたルールの中の話である。歴史とともに人間のさまざまな能力は、メカ(メカニズム=機械)に置き換わってきた。それでも人はメカと十分に共存し、むしろ楽しんでいる。

自動車が普及してオリンピックの100メートル走をやめただろうか。いや、自動車より遅い乗馬を楽しむ人もいる。現実の将棋の世界では、AIが将棋や囲碁で圧倒的な能力を示しても、コンピューター将棋で鍛えた若手が台頭してきて、以前より盛り上がっているくらいである。

科学や技術が進歩すれば消滅してしまうものもあるが、共存しているケースのほうが多いだろう。

相変わらず、人は人間同士が競い合うさまざまなスポーツに興味を示し続けてもいる。車と人間が競走しないように、人間とコンピューターが将棋や碁で競わなくなるだけのことだ。

ＡＩによっていろいろなものが駆逐されてしまうというのは考え過ぎだろう。

よく、頭がいい人を「頭の回転が速い」という言い方をするが、そうではない。というのもコンピューターの演算速度がいくら上がっても、人間の知性には追いつくことができないからだ。

いくら人間のさまざまな能力をメカやコンピューターが上回ったとしても、人間の持っている、新しいことを考え、創造していく能力は必要だ。

どんなメカであろうとコンピューターであろうと、もともとは人間が作り出したものであり、長年にわたって工夫改良してきたことを、ＡＩにやらせているだけのことである。だから人間が自分の知性・技術を磨き続ける必要性は、これからも変わらないということだ。

機械自らが、なんらかの目的を持って、まったく新しいものを作り出すということが起きない限り、ＡＩが人間の知性をはるかに超えていくことはないであろう。それまではＡＩと人間はうまく共存していけるはずだ。

もちろん、職業別に見ていくと、ＡＩの登場によって、単純作業の仕事はなくなってしまう可能性がある。そうであっても、仕事の形態が変わって、新しい仕事が登場する可能性も大いにある。

医療の世界に見るＡＩのこれから

さまざまな分野にＡＩが使われることは間違いないだろう。一つの例として医療の世界を考えてみる。

名医とＡＩを比較すれば、知識、つまりデータ（症例）をたくさん集めるのは、圧倒的にＡＩのほうが有利である。

患者さんを診て、医師は自分の知識や経験から診断をしていく。その知識には医者によって差があり、とくに専門性が高くなった現代の医療は、専門外の分野はまったくわからないのが実情だ。

ところがＡＩであれば、医学のジャンルは関係なくデータを集めることが可能になるので、圧倒的な知識量となる。

未来予測では、内科はほとんど必要なくなると言う人もいるが、それは単純な症状から病気を診断するというレベルでしかない。

いくつかの症状を入力して、病気を診断して、それに対応する薬を処方するところまでは、ＡＩにしてみれば簡単なことである。

ここで問題になるのは、症状をどう見極めるかだ。

はっきりした自覚症状であれば、患者さんが訴えることだけで診断は可能であるが、病気は医師が診察して初めて得られる情報も多い。つまり、そこに診察という行為が入ってくると、いまのＡＩでは正確な診断は難しい。医師が患者をどう診察していくかというのは、非常に曖昧な部分であり数値化しにくいのだ。

また、患者の心理となるとさらに難しくなる。たとえば高齢者が「死にたい」と言った場合、それをストレートに考えてしまうと問題が起きてしまう。実際には寂しいという感情の表現の場合もあるからだ。顔の表情や身ぶり、体の動きから医師は経験的にそれを理解していく。そういった診断は、いくらセンサーで解析してもまだまだ難しいだろう。

だから、ＡＩによってデータや数字に置き換えられるものだけで診断していくことのリスク・不確実性を常に伴ってくるわけだ。

もちろん、放射線科のように、ＣＴやＭＲＩというもともとデジタルデータでできている画像をアナログ的に診断している状況であれば、ＡＩが取って代わることは十分に予想できる。

ＭＲＩやＣＴ画像などのデジタルデータを分析するのは、圧倒的にＡＩのほうが向いているだろう。

そのため、いま医者の世界で言われているのは、ＡＩの影響で失業するのは放射線科医ではないかということだ。

AIが解決できること、できないこと

一方、内科医の場合は患者の心をどう読むかということが求められる。患者さんが「私は薬を飲みたくないです」と言った場合、AIならどう対応するであろうか。

薬を飲みたくないと言った場合、「お金がない」「副作用が怖くて飲みたくない」「医者を信頼できないから飲めない」などさまざまな理由があり、それは本音として言葉に出てこないことが多い。

いまのAIではそこまで考えて解決策を提示できない。あらかじめインプットされた情報がなければ、それ以上の解決方法を考えることができないのだ。

つまり、患者が持つ内面的な問題までAIは踏み込めない。顔の表情だけでは人の内面は読み切れないだろうし、逆に、患者さんの立場からしても、機械相手では本気で自分の悩みを打ち明けないだろう。つまり、医療の世界ではそういった心の問題などもあり、ま

だまだAIだけにすべてを任せることはできない。

抗がん剤の選択にはAIが向いていると言われている。さまざまな遺伝子型からもっとも的確な抗がん剤を選択することは専門医でも難しく、そういった情報がはっきりしている分野であれば、医療の中で自然にAIは導入されていくであろうが、それでも、この先10年で医療の世界が大きく変化するとは思えない。

スマートスピーカーで日常生活は一変するか

人間の声を聞き分けて、その命令を実行するスマートスピーカーが普及してきている。

少し前ならSF映画で出てきそうなシーンであったが、家に帰ったとき、スマートスピーカーに向かって「電気をつけて」と言えば照明がつき、「静かな音楽が聴きたい」と言えば、自分の好きな音楽が流れてくる。

「一番おいしいイタリアンはどこ？」と聞けば近くにある店を教えてくれる。

しかし、これが未来でのAIの有効な姿とも思えない。というのも、口に出して言うという動作は、独り住まいの生活では面倒だろうし、言う前に壁のスイッチを押せばいいことだ。人間に代わって自動で何でもしてくれるというのとは違う話である。

自動で何でもしてくれるというのであれば、1日のその人の行動や出来事をある程度は情報として把握していて、何も言わなくても、今日はかなり働いて疲れているから静かな音楽が部屋に入ったと同時に流れてくる、といったレベルが求められるだろう。

コーヒーもすでにコーヒーメーカーが作ってできあがっているとか、そのあたりまでならAIによって可能であるし、それくらいできなければAIの意味はない。

音楽を聴くことはCDからインターネットを使ったストリーミング配信になってきた。ストリーミング配信のサイトは、その人がいつもどんなジャンルを聴いているのか、といったデータを集めて、おすすめの曲を提供してくれる。

しかし、それでは結局、同じような演奏家の同じような曲が集まり過ぎてしまい、聴く側の個性や気分までは分析できていない。

つまり、ある曲のジャンルは分けられるかもしれないが、聴く側にとってはこのテンポ、このリズム、このメロディが好き、あるいはこの和音だと共感できるなどの、もっと感性に関わる部分の音楽分析ができていないので、大ざっぱにジャンル分けしたコンピレーション（ある意図を持ってまとめられた楽曲セット）しか作れない。時には同じような曲ではなくて、もっと別な感じで、と思っても、それができない。

私たちがＡＩに望んでいるのは、こちらの気持ちを酌《く》んでくれることであるが、それにはまだほど遠いことがわかる。

家に帰れば、テーブルの上まで食事が運ばれていて、そのときに食べたいメニューが温かい状態で置かれているとか、床にいろいろなものが落ちていても掃除機がかけてあるとか、洗濯機に衣類を入れれば、たたまれて引き出しに入っているとか、そこまでできなければ近未来とも言えないだろう。

一方で、あらゆる日常のことが自動でできるとしても、人間はそれを望むのだろうか。

食洗機を考えてほしい、汚れた食器を食洗機の中にきちんとしまって専用の洗剤を入れるときれいに洗ってくれる。

しかし、いつの間にか使わなくなってしまう人が多いという。というのも、汚れた食器を食洗機にセットすること自体が面倒なのだ。

汚れた食器を流しに置くと、それを自動で洗ってくれるなら別だろうが、いまの段階では、うまくできるように、むしろ人間がかなりアシストしないといけない。

それなら、手洗いしたほうが早く終わるし、時間も短い。

タイマーで管理しても、人間は毎日同じ時間に同じことをしているわけではなく、気分によってやることもやる順番も違ってくるので、生活の自動化はそう簡単なことではなく、ランダムでもある人間の行動を読み取れなければ意味がない。

人の行動を完全にアシストできるとして、たとえば朝起きたらテーブルの上に朝食が出ていたとしても、毎日がそうなれば感動も感謝もなくなってしまい、むしろ興味を失っていくに違いない。

そこに自分を読み取ってくれる能力がないことが見えてしまうからだろう。

今日はあまり食べたくない、今日は新鮮なサラダが食べたいなど、その日の気分を読み取ってくれないAIの仕事に、次第に憤《いきどお》りを感じるようになるかもしれない。

人間が思っていることをやってくれるのがAIの究極型なのだろうが、その何を思うかが本人ですらわからないので、どうしろと教えることもできない。

スマートスピーカーに向かって命令はできたとしても、そこに人間の欲望の本質がないのだ。

自動運転で自動車の概念が変わる？

自動運転の進歩はすばらしく、車庫入れ、高速道路での運転はほぼ実現できている。ただし、細い路地裏から自動車を出すというような細かなところまで自動運転でできるレベルにはまだ至っていない。

いずれにしても、近い将来、ＡＩによって完全な自動運転になっていくであろう。そうなったとき、自動車は単なる移動手段であり、多くの人は自動車に興味を失ってしまうのだろうか。

家から会社まで自動運転で安全に移動できるなら、通勤時間をあまり気にしなくてもよくなり、住居は会社から離れていても、車の中で朝食を摂っている間に会社に到着できるようになる。住居形態や住む場所も変わるかもしれない。

格好いい車を格好よく乗り回すことにあこがれていた人たちは、公共交通機関と同じレベルになってしまう自動運転の車への購買欲は失われてしまうかもしれない。

前にも述べたように、自動車が普及しても馬に乗っている人はいる。乗馬は趣味として存続している。

自動車も近い将来、自分で運転するガソリン車に乗るのは、乗馬と同じように一部の趣味の人たちに限られていく可能性はある。

長い目で見れば、自動車産業は衰退していくかもしれない。もちろん、自動車を運転するという行為はなんらかの形で残っていくであろう。ただ、高性能の車や格好いい車には興味がなくなってしまう可能性は高い。

ＡＩは人間の欲望の本質をかなえられないまでも、ライフスタイルを変化させ、価値観をも変えてしまう可能性は大いに秘めている。

人間の脳にしかできないこと

AIがいまやっていることは、つまるところ、すべてのことを数字に置き換えて、それを数学的に処理して表現しているにすぎない。

つまり、数字に置き換えることのできないことは、AIで処理できないのだ。

グーグルのAI開発で未来学者のレイ・カーツワイルが2029年に真の意味のAIが開発され、2045年に全人類よりコンピューターが知的になるときを「シンギュラリティ」と呼んで話題になった。

とうとう人間の脳をAIが超えるときがくると思われていたが、最近ではそれはこないと言う専門家が増えてきた。

与えられたことの中で最適な解答を出すことはAIは得意であるが、自ら考え、自ら判断していくことは、AIがいまのコンピューターの延長線上にある限り、たとえスーパーコンピューターであろうとできない。

「東《とう》ロボくん」というものを作って、ＡＩで東大受験に合格させようと国立情報学研究所が中心となって取り組んできたが、結局、東ロボは偏差値65を超えられなかった。いくら1秒間の演算回数を増やしても東大合格の偏差値には到達しないことがわかり、プロジェクトを断念してしまった。

つまり、受験も記憶や知識だけの勝負ならＡＩで可能であるが、創造性や論文を書くといった応用問題になってくると限界があるということだろうし、そもそもＡＩがその判断の根拠とする受験問題のビッグデータが存在しない。

つまり、過去問を集めたところで、東大の入試だけで何万問レベルの過去問はないわけで、完全に分析できないということのようだ。

ＡＩには過去の経験値から未来を推測することができない。このあたりも現代のＡＩ技術の限界といえるだろう。

ロボットの頭がよくなって人間を超えていき、人間を支配するというような未来映画のような展開にはどうもいまのところなりそうにない。

新しく求められる「頭のよさ」とは

現在のＡＩシステムは人間の脳のニューラル（神経）ネットワークの機能をまねて作られた。

なかでも、いま注目されているディープラーニング（深層学習）は、そのニューラルネットワークを駆使することで、物事をより正確に認識・判断していく学習法のことだ。そういうと、自ら考えて決定しているように思ってしまうが、人間がＡＩに指示し、何かの例を与えることで、ＡＩはデータのパターンを独自に分析し、データの蓄積をする。それに基づいて物事を学習していることに変わりない。だから多くの例を与えるほど、ＡＩは賢くなる。

つまり、ＡＩは与えられたデータの分しか賢くならない。

分析内容を「理解」しているわけではない。だから応用が利かない。因果関係と相関関係の違いを識別できないのだ。いまのところＡＩは超強力な表計算ソフトのエクセルにすぎないわけだ。

ＡＩが何か特別な結果や判断をしても、ＡＩが何を学んだかわからないので、データへの反応を説明できない。なぜそうなるのか説明不能なのだ。だからＡＩは「ブラックボックス」ということになる。

そう考えると、このＡＩを企業経営などの判断に使うには、あまりにリスクが大きい。将棋や囲碁なら勝つことが目的なのでいいのだろうが、責任や道徳観が要求される社会の中では、ただ「ＡＩの判断ですから」では、とても使えない。

教師となるデータや技術があって、それをさらに効率よくやるのがいまのＡＩでもある。自動車の塗装などもＡＩ技術が使われているが、その基になるのは熟練工の塗装技術であり、それがなければ、ＡＩがもっとも効率のいい塗装方法を考えることはできないという。手本となる匠《たくみ》の技術なくして、いまのＡＩは存在しないのだ。

繰り返すが、技術的なことも含めて、ＡＩに大量のデータをインプットして判断させるにしても、そのデータは人が教えているにすぎない。

つまり、いまのＡＩが進展したところで、人間の持つ知恵や知識、経験値が必要なのは変わらないということだ。

だから他人にはない知識、経験や技術を持っていることが、AIに対抗できる能力であり、これからの「頭がいい」の新しい定義になっていくことだろう。

将来的に現在の職業はかなりの割合でAIに取って代わられてしまうかもしれないが、完全に人間の能力が必要なくなってしまうということではないのだ。

そう考えていくと、その人ならではの知識、経験、技術といったものが人間の守るべき能力になるのだろう。

少なくとも記憶力が抜群という脳だけでは、頭がいいということにはならなくなることは間違いない。

人間の持つ能力がさらに重要な時代に

AIやロボットは人間社会で役立つように作られる必要がある。ある意味、そこが非常に難しいところであり、数値化できないところであるからだ。

「役立つとは何か」。それを数値化できなければ、ＡＩに教えることはできない。

もっと突き詰めれば、人間の幸福は数値化できないということであり、数値化できないということはＡＩに取って代わることはできないということである。しかも、それは人によっても時代によっても変わる。

これは人間が永遠に抱えているテーマであり、演算をいくらやっても答えはないのだ。

ＡＩの出現によって、むしろ人間の持つ能力、価値観がさらに重要な意味を持つようになった。

「頭がいい」という考え方を根本的に見直していく時代になったと言えるだろう。

次章では、さまざまな脳の特性、能力を比較しながら、「頭がいい」とはどういうことかをさらに分析していきたいと思う。

第1章

「頭のいい脳」とは何か

天才はなすべきことをなし、才人はなしうることをなす

——E・B・リットン

「もの覚えのいい脳」と「もの覚えの悪い脳」

子供の頃のことを思い出してみてほしい。記憶力が特別にいい同級生がいなかっただろうか。

テストの成績は常にトップクラス。かといって、塾通いのガリ勉タイプというわけではなく、ほかの子と一緒によく遊んでいる。どう考えても一生懸命に勉強をした結果ではないように思える。不思議に思ってよく見ていると、どうやら彼（彼女）は、もの覚えが非常にいいらしいことがわかる。

先生の言ったことは、その場で覚えてしまう。かといって、ノートをしっかり取っているわけではない。聞いているだけで覚えてしまうのだ。教科書などは一度読むだけで、すべてを記憶してしまったりする。

親や教師は、テストの点数が悪いとすぐに努力が足りないというが、そればかりではないだろう。やはり、記憶力には差がある、という思いは、だれもが実感として持っていたはずだ。

もの覚えのいい、悪い。この差はどこからくるのだろうか。

記憶にはさまざまなメカニズムがあることがわかってきた。とくに興味深いメカニズムとして、長期増強（ＬＴＰ）がある。

ラット（実験用マウス）の「海馬《かいば》」という、おもに短期記憶を司《つかさど》る脳の部分に強い電気刺激を加えると、神経細胞の興奮が起きる。すると、そのあとは弱い刺激でも興奮の増強が起きてくるのだ。

つまり、海馬の神経細胞は、初めに強い電気刺激が与えられると、あとからの弱い刺激でもしっかり反応するようになり、その情報を大脳皮質に送り出して、忘れない「長期記憶」が完成するようになる。

記憶力のいい脳は、初めの刺激、たとえば初めて読む本、見る情報などに強く反応して、海馬の神経細胞の活動が活発になるのではないだろうか。

この「強い刺激」というのは、「感動」と言い換えてもいいだろう。

とすると、もの覚えのいい脳というのは、感受性の強い脳といってもいい。同じ本を読

■短期記憶と長期記憶の仕組み

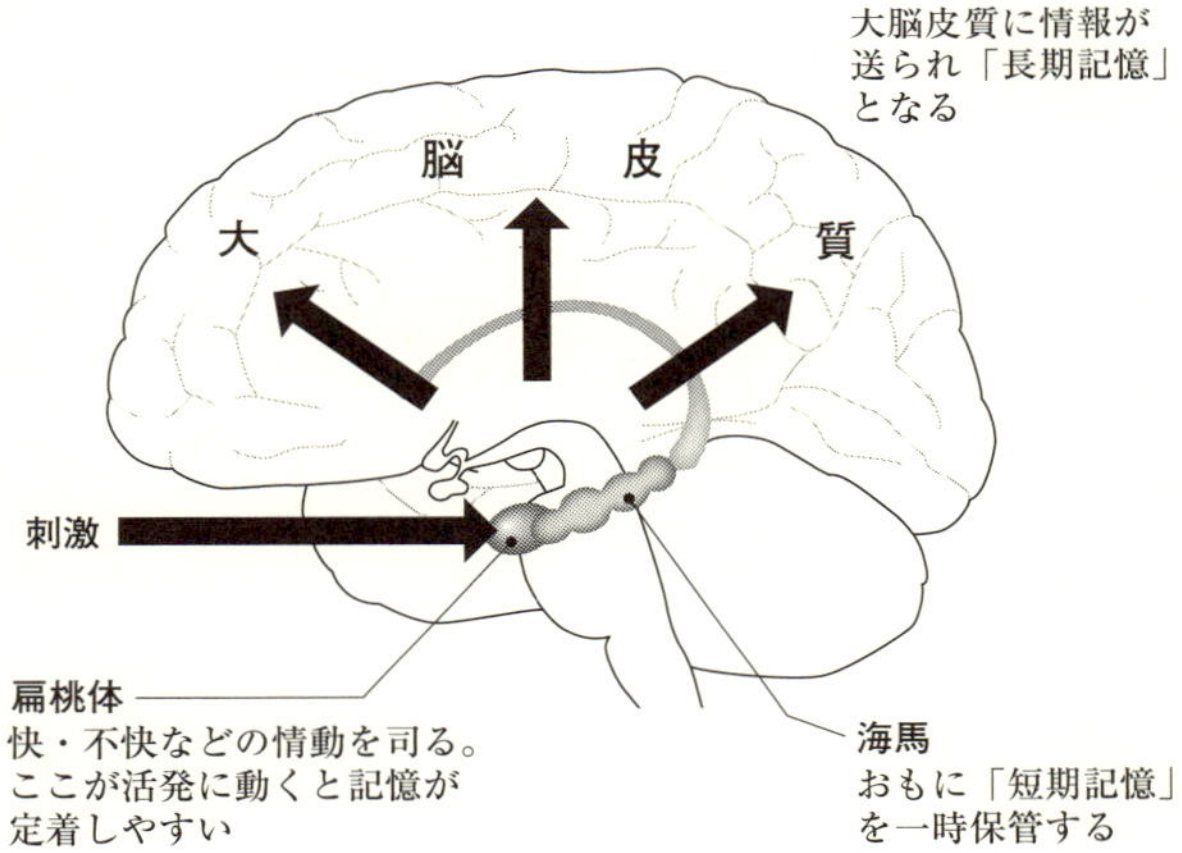
大脳皮質に情報が
送られ「長期記憶」
となる
大
脳
皮
質
刺激
扁桃体
快・不快などの情動を司る。
ここが活発に動くと記憶が
定着しやすい
海馬
おもに「短期記憶」
を一時保管する

むという脳に対する刺激でも、ほかの人よりも脳が過剰に反応しているのだ。

海馬に対する刺激が大きくなるので、教科書を1回読むという刺激でも脳の受け止め方が違うのかもしれない。

さらに、記憶は眠っている間に無意識のうちに弱い刺激が反復されることで固定され、しっかりしたものになるといわれている。初めの刺激が強い「感受性が鋭い脳」の場合、この寝ている間の弱い刺激が効果的に機能して、長期記憶として固定化できる脳なのだろう。

初めの刺激、情報に対して、記憶力のいい脳は過剰に反応するために、長期増強が起きて、さしたる努力なしで覚えていってしまうということのようだ。

これは脳の違いであるから、記憶力のいい脳をうらやんでも始まらない。普通の脳、あるいはもの覚えの悪い脳は繰り返しの刺激、つまり、何度も読んだり何度も書いたりして、海馬に刺激を与え続ける必要がある。

同じレベルになるには、それなりの努力で対抗するしかないのだ。

ただ、感受性が鋭く、もの覚えのいいことが、生きていくうえですべてプラスになるとは限らない。小さなことにも感応し、よく覚えているということは、それがよい記憶ならばいいが、悪い記憶ならつらいことだ。

人のささいな振る舞いや言動に嫌悪感を覚え、そうしたことをいつまでも覚えていて忘れられないとしたら、実生活での精神的な葛藤は多くなるだろう。

有名作家が自分をとことんまで追い込み、自殺にまで至ったりするのは、こうした記憶力のよさも原因にあったのかもしれない。

車などでも同じことが言えるが、高性能で馬力のある車に乗れば、だれにも負けないスピードを手に入れることができるが、同時に事故のリスクも増してくる。

そう思えば、１０００ccの車でも、ゆっくり走って人生を楽しむほうがいいのかもしれない。

「こだわる脳」と「あっさり脳」

記憶力のよさということに似ているが、小さなことにこだわって忘れない人間と、たいそう怒ったことでも、次の日にはすっかり忘れてしまっているかのように落ち着いている人がいる。

こうした違いも、脳のメカニズムからくるものなのだろうか。

「あなた、覚えているの!?」

駒沢景子が大声を上げる。夫婦喧嘩で、景子の目はつり上がっている。

夫の浩二郎は、こうなったら黙っているしかない。

「あなたは、いつもそうだわ。子供の小学校の卒業式のときだってそうよ。会社の仕事があるからって出なかったでしょう。あんなことをするから子供に嫌われるのよ」

もう10年以上も前の話だ。それを、まるで昨日のことのように言う。

いつも夫婦喧嘩になると、妻は浩二郎の昔のまずかった行動を引っ張り出してくる。まるで引き出しにしまわれた記憶を、いつでも引っ張ってこられるような記憶力なのだ。浩二郎は反論をする気力もなくなってしまう――。


過去にこだわるのは女性の記憶の特徴のようにも思える。それに反して、男性は別のところに気を配っているからなのかもしれないが、どちらかというと忘れっぽい。

このいつまでも消えない記憶は、どうも普段の記憶の仕組みではない機能が働いているようなのだ。

「キドリング（燃え上がり現象）」と呼ばれる脳の作用がある。火がついて次第に勢いが増していく状態から、こう呼ばれる。

前述したように、「長期増強」というのは、初めに強い刺激があると、次の弱い刺激でも記憶がしっかり固定されたものになっていく脳のメカニズムだ。「キドリング」はこの繰り返しの刺激によって、もともとの記憶が、より強烈に、より長く続く記憶となることをいう。

つまり、妻の逆鱗《げきりん》に触れるようなことがあると、それによって過去の怒りの記憶が反復され、時間がたつにつれて、忘れるどころか、むしろ記憶としてはより強烈なものに変化していくのだ。

脳の性質の一つとして、ひとたび神経細胞の興奮が起きると、それが持続し、より大きな興奮となっていく場合がある。

「キドリング」はそうした脳の特性ゆえに起こる作用なのだ。

駒沢夫妻の場合、夫にしてみれば、よくそんなことを覚えているものだと感じるような古い記憶でも、妻にとっては、まるでついさっき起こったかのような強烈で鮮明な記憶なのだ。

こだわり続けるというより、強く残っている記憶なので、ほかのことを思い出すより、簡単に脳の記憶の海から拾い出してきてしまうのだろう。

逆にこだわりを持たない性格の脳は、このキドリング現象が弱いのかもしれない。

こだわらない性格はプラスに働くことも多い。失敗を気にしなければ、苦しかったことはすぐに忘れることができて、うつ的にならずにすむ。

立ち直りの早い人生を送ることができるから、より新しいものにもチャレンジできる能力となる。

「顔を覚える脳」と「覚えない脳」

福田絵里は病院の受付事務をやっているが、とにかく「顔」に関しては記憶力が驚異的によかった。患者が半年ぶりに病院に来ても、即座に名前を言うことができた。だから受付事務でも重宝がられた。患者が診察券を出す前に、患者の名前がわかっているので、たちまちカルテを探し出すことができた。

一方、絵里の恋人の酒井英人は商談相手の顔を覚えることができない。法人専門に保険営業をやっていたが、名刺をもらっても相手の顔と名前を結びつけて覚えることができないのだ。

パーティなどで親しげに話しかけられても、それがどこのだれだか思い出すことができない。それで、せっかくの商談のチャンスもみすみすつぶしてしまう。

あるとき、絵里と一緒に行った友人の結婚披露パーティで、絵里はたった1回しか会っていない自分の友人の名前と顔を一致させるので、酒井は自分が人の顔を覚えられないことに我がことながらあきれてしまった――。


サルの側頭葉に、顔に反応する細胞が見つかっている。その細胞は横顔など顔の向きに反応したり、口や目にも反応したりするらしい。

人間には特定の人物に反応する細胞があるという説もあるが、最近では細胞ではなく神経細胞のネットワークで生み出される反応と見られ、わかりやすくするために「顔細胞」と言われている。

この「顔細胞」の存在は、脳の進化という意味ではなかなか魅力的な発見といえる。私たちの脳が特殊な進化をしてきた証拠、ともいえるかもしれない。事実、人間は視覚がほかの動物より非常に高度に発達してきた。これは視覚優先のほうが情報処理が早くできるためにそうなったのであろうといわれている。つまり、人間の社会では仲間を区別する手段として、顔で識別するという画像処理法を選んだというわけだ。

いまや人間社会では、顔、指紋、手の静脈、虹彩《こうさい》（眼球の色がついている部分で、その真ん中にあるのが瞳孔）など、あらゆる「個人情報」で、機械的に個々を識別できるようになってきたが、やはりなんといってももっとも簡単で確実なのは、相手の顔を見分けることだろう。

これに対して、動物の世界ではどうかというと、視覚による相手の識別は必ずしも重視されていない。嗅覚や聴覚が相手を識別するためのセンサーとして働いているからである。

この嗅覚や聴覚には欠点があった。匂いや鳴き声では、遠くから識別できなかったり、間違いが多かったようだ。多くの集団の中から、すばやく目的のものを探し出すには、「ひと目でわかる」視覚的な情報処理が適していたのだろう。

つまり、視覚的情報処理を発達させることで、人間はほかの動物よりも高度な対象識別能力を持つことが可能になったのだ。「顔細胞」は、まさにそんな脳の進化の証なのではないだろうか。

絵里のように人の顔を覚えるのが得意な女性は、この細胞が異常に発達しているのかもしれない。

また、脳は部分的にのみ機能して働くわけではないので、おそらく絵里のような人の顔を覚えるのが得意な女性は、多くの情報を「顔細胞」に連携させる脳内のネットワークが発達しているのだろう。つまり、顔だけでなく、相手の話し方や目の動き、あるいは身のこなし、立ち居振る舞いなどの情報も自然に多く収集しているのかもしれない。これは人に会ったときに相手に興味を持って積極的に接しているからだろう。

反対に顔を覚えるのが苦手な英人のような人は、動物に近い脳なのかもしれない。しかし、考えようによっては、英人は嗅覚が異様に発達していたり、聴覚が人より優れているということもありうる。相手のつけている香水や話す声に注意してみたら意外な発見がありそうだ。

「察しのいい脳」と「勘違いが多い脳」

同じように会話に参加しているにもかかわらず、相手の意をすぐに酌み取って絶妙な相づちが打てる人と、見当違いなリアクションで話の流れを止めてしまう人がいる――。

山村秀樹は、とにかく勘がよかった。

相手の思うことが、まるで心の中をのぞき込んだみたいに先読みできる男だった。会社の仲間と話していても、「あれ」とか「例の」という言葉で、すぐに相手が言いたいことがわかってしまうのだ。

ところが、杉坂康男は対照的に早トチリによる勘違いが多い男だった。ほかの同僚が納得して話を進めているのに、まったくとんちんかんなことを言うことがしばしばあった。それで、いつも話題についていけなくなってしまう。

なぜ、こんな差がついてしまうのだろうか。

先ほども述べたように、人間は進化の過程で視覚が異常に発達してきた。これはただ目の前にあるものをしっかり見るとか、見たものを分析して、それが何であるかを即座に判断できるという能力の発達を表しているのではない。

私たちは、目の前にあるものを見ているだけではないのだ。かなり多くの部分を想像で見ていると言ってもいい。その証拠に、ものを見るときの脳の領域と、想像する場合とでは、どうやら同じ脳の領域を使うようなのだ。

「想像は逆戻りする視覚」などと言われ、目に映ったものが網膜を通じて脳の視覚中枢へ刺激が行くだけではなく、同時に大脳の別ルートからも視覚中枢へ情報が入っていくのだ。

なぜ、そのようなことが起こるかと言えば、想像力によって視覚的な情報を補っているからだ。

たとえば、暗くて文字が十分に解読できない場合でも、想像力に富んだ人なら、周囲の状況などで判断して、おおよそ解読できてしまう。もちろん、自分自身ではそれほど意識していない。ちゃんと目で見ていると思っているのだが、脳の中ではできるだけ多くの手

■カニッツァの三角形

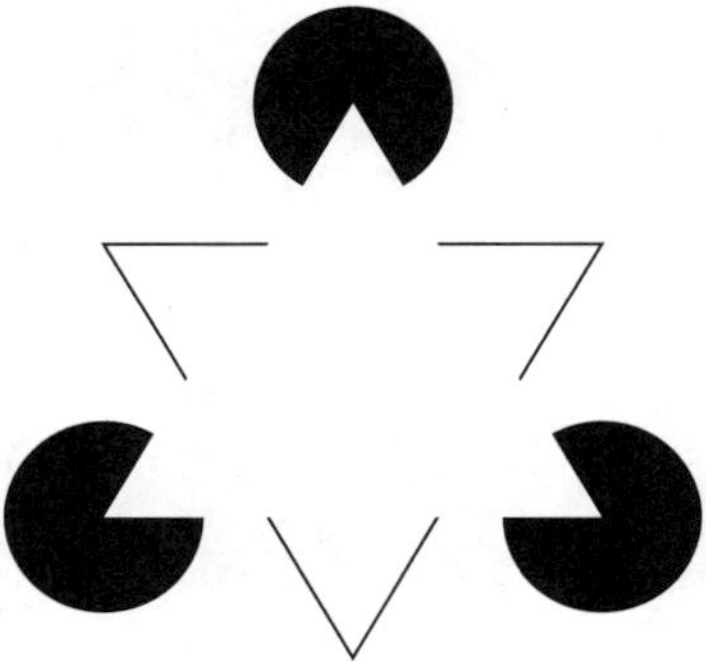

イタリアの心理学者ガエタノ・カニッツァが1955年に発表した錯視図形。実際には存在しない中心の白い正三角形が知覚されるのは、脳が欠けた情報を補完しているためと考えられている

がかり、つまり記憶からも情報を取り寄せて検討しているのだ。

前述の顔の識別も同じように、目で見た情報と同時に、脳にある記憶から同じような顔がないか、見ているときに情報を検討しているわけだ。

少ない手がかりでも、想像力で補っていけば、すばやい判断ができるようになり、考える時間を減らし、効率よく脳を働かせることにもなる。

言葉でも同じことが起きているのではないだろうか。相手の言うことを想像力で先読みしているのだ。

つまり、勘がいいとか、察しがいいというのは、目で見たこと、聞いたことだけで物事を判断しているわけではなく、想像力が発達しているということになる。脳の記憶をいかにうまく使いこなしているかという差が表れてくるのだ。

目の前のリンゴをいくら真剣に見ても、リンゴはリンゴでしかない。目で見ていると同時に、なぜリンゴがここにあるのか、いったいだれが置いたのか……など、そのリンゴに関係すると思われることをいかに想像できるかが、勘のいい脳ということになってくる。

そのためには、まず多くの記憶の蓄積が必要である。勘を鋭くするには、できるだけたくさん情報収集しなければならない。

「地図が読めない脳」と「ナビがいらない脳」

女性は地図が読めないとよく言われる。

これはやはり、大脳の働きに関係があるようだ。

女性はどちらかというと左脳系で、男性は右脳系である。

だから空間認識、地誌的な（現在位置を理解し地図を見る）能力は一般的に男性が優れているということになっている。確かに、車のラリーで助手席のナビゲーターが女性とい

合などを即座にドライバーに教えなければいけない。

猛スピードで走るプロドライバーのラリーでは、ナビゲーターは次のカーブの曲がり具合などを即座にドライバーに教えなければいけない。


どうもそういう仕事は、一般的に女性にはあまり向いていないようだ。

右脳は空間的な把握、つまり、自分の現在位置を解析するという重要な能力を持つ。

脳卒中などで右脳の頭頂葉《とうちょうよう》が障害されると、「地誌的失行《しっこう》」と呼ばれる病態が起きる。東京や大阪を地図で示すことができなくなり、自分の病室もどこだかわからなくなってしまうのだ。

ただ、この現在位置を知るような脳の機能は、「海馬」も関係していることがわかっている。カーナビに使われるGPS（全地球測位システム）のような役目を海馬が持っていて、常に現在位置を大脳全体に情報として出しているのだ。

地図と現在の場所という二つの情報が、空間的な分析を行う頭頂葉を経由して海馬に入り、現在どこにいるかを確認するわけだ。

一般的に、女性の脳はそうした「海馬」の能力が弱い構造になっている。車の助手席に座った女性に地図を見て指示してもらおうと思ったところ、要領を得ず、イライラしたという男性ドライバーもいることだろう。だが、狭い車内で喧嘩したところで、何の解決にもならないということだ。

女性を隣に乗せたら、地図はさっさとしまったほうがいい。ナビに頼るか、車を停めてガソリンスタンドに駆け込んで、道を聞くという解決法のほうが早いかもしれない。

これは、男女どちらの脳が優れているとか、劣っているとかいうレベルの議論ではない。基本的な構造の違う脳について、お互いに文句を言い合うのはバカげていると思うが、いかがだろうか。

「すぐに思い出せる脳」と「ど忘れの多い脳」

最近は若い人にど忘れや、もの忘れが増えてきたなどといわれるが、実際には、それを科学的に証明できるようなデータはない。

ただ、現在ではインターネットやスマホがあって、単純な記憶は機械まかせになってきたので、いったん記憶したことを思い出す、つまり想起する必要があまりない社会になってきている。

アルツハイマー型認知症のごく初期の段階に、もの忘れが多くなる、という症状がある。ただし、すぐに思い出せずに、「あれ」とか「それ」という代名詞で表現してしまう、いわゆる「ど忘れ」は、病気とは別に、加齢などの影響でも起こることだ。この「ど忘れ」とアルツハイマー型認知症の初期症状である「もの忘れ」の区別はなかなか難しい。

桑原源三は最近、もの忘れが気になり始めてきた。若い頃は記憶力はいいほうだと思っていたが、このところ急に簡単な言葉がさっと出てこなくなってしまったのだ。

何度も旅行した場所の名前、昨日見たテレビの女優の名前など、いつもなら考える前に口に出ていた固有名詞が、いくら考えても出てこなくなった。

ボケの始まりかと心配になって、医者へ行って調べてもらうが、脳のＭＲＩも認知症のテストでも異常がないという。

医者には「年のせいでしょう」と言われるだけであった。

深沢錦吾は長年にわたって音響関係の仕事をしてきたので、75歳を過ぎてから日本の音響学の歴史を1冊の本にしようと原稿を書き始めた。文献は、細かい数字などを確認する程度にしか見ないで、明治時代から始まる日本の音響学の歴史を1日5枚のスピードで書くことができた。深沢は70歳まで現役で仕事をしていたとはいえ、細かいところの記憶もしっかりしていた。

また、それだけではなく、日常の記憶も、娘たちにまったく劣ることもなく、流行《はや》りの映画、音楽の話題をかわすことができた。桑原のような脳と、深沢のような脳の差は、どこにあるのだろうか。

いったん覚えたことを思い出すことを専門用語で「想起《そうき》」というが、脳の場所でいうと視床《ししょう》と乳頭体《にゅうとうたい》（57ページ図参照）というところが関係している。

さらに前脳基底部《ぜんのうきていぶ》も強く関わっている。

ここには神経伝達物質であるアセチルコリンに関係するニューロンが多い。

前脳基底部から海馬、視床への連絡路があって、思い出すという行為をする。

アルツハイマー型認知症になるとアセチルコリンが減少することがわかっている。現在アルツハイマー型認知症に使われている薬は、このアセチルコリンを増やす作用があるものだ。

だから、もの忘れはボケの始まりといわれるのは、このアセチルコリンの減少が影響している可能性がある。とくに視床、海馬、前脳基底部での連携機能が低下していると見られている。

ど忘れがアルツハイマー型認知症の初期かどうかは、現在のところ明確に区別する方法はない。

医者で異常なしと言われても、しばらくしてもう一度、別の病院などで受診して調べてもらったほうがいい。

ごく初期のうちは、なかなか診断が下せなかったり、うっかり見逃されてしまうことがあるからだ。

こういった病的なもの忘れとは違い、ど忘れはほとんどは年齢的な脳の衰えから起こるものと考えられている。しかし、30代でも、知っているはずの言葉が出てこないというこ

■記憶や想起に関わる主な脳の部位

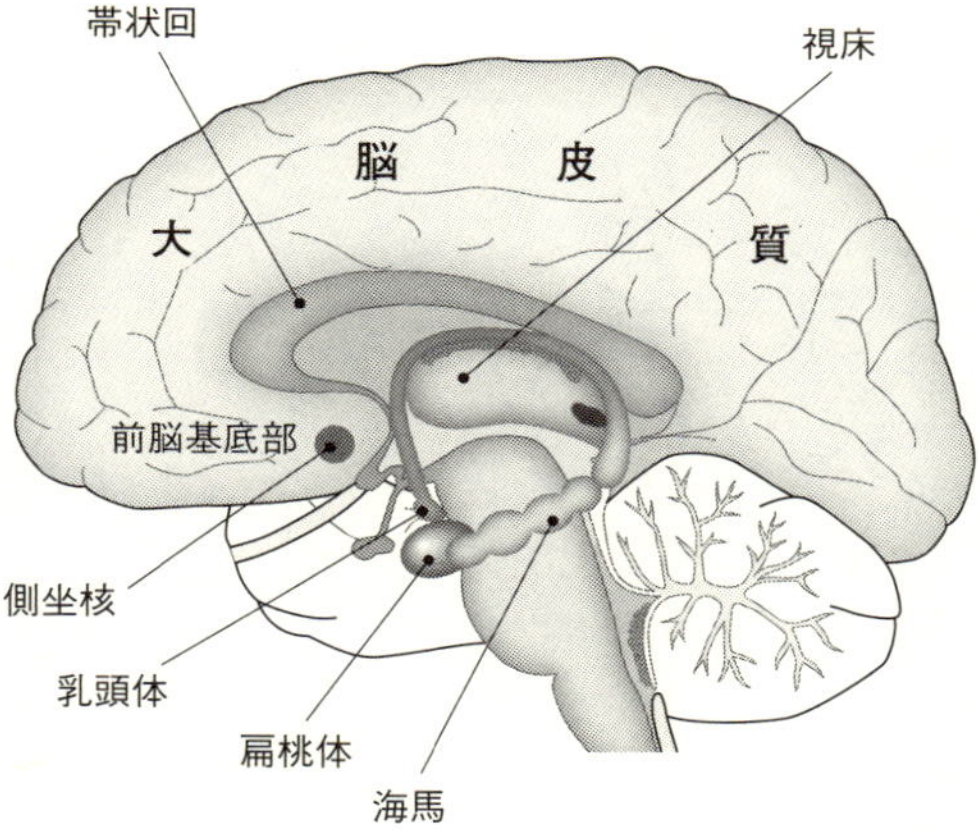

とは起こりうる。

ど忘れにはいくつかの考え方がある。記憶されたものをすぐに思い出せないのは、その言葉を最近使っていなかったという可能性がある。自分では何度も使っていたと思っても、その使っていたという記憶が曖昧で勘違いをしていて、実際にはあまり使っていない言葉だったりする。

さらに年を取って新しいことに興味を持てなくなってくれば、記憶として残っていく可能性が低くなるので、覚えているつもりでいても、実際には脳の中に記憶として残っていない可能性もある。

物事を思い出すには、脳にばらまかれたい

くつかの記憶をかき集めてネットワークの道筋をつけ、一つのエピソードとして想起している。そのネットワークも長く使っていなければ思い出すことができなくなってしまうのだ。

深沢のように高齢になっても現役で仕事をしていれば、新しいことへの好奇心や言葉を使う頻度も多いので、常に新しい記憶のルートが作られ、それを使うことによってさらに強化されるのだ。

もの忘れしない脳は、やはり普段から積極的に使っている脳ということになる。

「一度にたくさんの仕事をこなせる脳」と「一つのことしかできない脳」

頭がいいから仕事ができる、そんなふうに理解している人が多いかもしれないが、実際にはもう少しはっきりした違いが脳にある。

――今村福夫は、同時にいくつもの仕事をこなせる男と評判が高い。

彼は大手商社を相手に食品販売を行っているのだが、たとえば、会社で机に向かっているときは、電話で新しい買い付けの応対をし、パソコンの画面では新しい商社と取引するためにプレゼンテーション用の書類を作成し、そのパソコンで同時に部下の仕事の評価も行ってしまう。

さらに来客があって20分間の面談をしたあとでも、机に戻れば、すぐに先ほどの仕事に戻ることができる。上司がやってきて、今度購入する食品の説明をしてくれといわれればスラスラと答えることができ、口とは別に指先ではキーボードを叩きながら書類を作っているのだ。

これらを殺気立って集中しながらやっているわけではなく、ごく自然にこなしているので、同僚からはいったいいくつ頭があるのかとうらやましがられていた。当然、仕事も速く、残業時間も少なくてすむので、本人はイキイキと生活することができる。

こんなふうにいくつもの作業をスマートに同時進行できる脳は、どこが違うのだろうか。

前頭前野（109ページ図参照）にワーキングメモリー（作業記憶）というものがある。

これは進行中の仕事に関係する記憶を頭に入れておく収納庫のようなものだ。つまり、できるだけ多くの情報を一時的にすぐに使える記憶としてしまい込んで、比較しながら作業ができるようにしているのだ。

膨大な情報を比較しながら仕事ができることに、非常に意味がある。同じ間違いをしないですむし、試行錯誤にならないで無駄やリスクを減らすことができる。

ある意味では、人間としてもっとも特徴的な記憶がワーキングメモリーである。

今村が周囲に頭が切れると思われているのは、この優れたワーキングメモリーを脳内に持っているからだろう。このワーキングメモリーは鍛えることでさらに能力がアップするわけではなく、どちらかといえば、遺伝的な要素が強い記憶だといわれている。たくさんの仕事を同時にこなせる人たちは、このワーキングメモリーの容量が大きいのだろう。

これはコンピューターにたとえると非常にわかりやすい。コンピューターでいえば、メモリーが非常に大きくて余力があるということだ。

最近のコンピューターは、同時にいくつものことができるようになっている。いろいろな仕事を同時に1台のパソコンで同時にやっているのだから、メモリーが大きくないとパンクしてしまう。いわゆる「フリーズ」を起こして、パソコンが動かなくなってしまうのだ。

人間の脳も同じだ。同時にいくつもの仕事を的確に処理して結果を出すには、ワーキングメモリーの性能がいかにいいかが重要になってくる。人によってワーキングメモリーの容量は違い、それが能力の差になっているのだ。いくつものことを同時に頼まれると、すぐパニックになって頭が真っ白になる、つまり思考が停止してしまう人というのは、このワーキングメモリーの容量が小さいのだろう。

この個人の才能ともいえるワーキングメモリーの違いを、他人と比べてうらやましく思ってもしかたがない。

自分のワーキングメモリーの容量が小さいと自覚したら、時間をかけてでも自分のペースで仕事をするしかない。無理をして同時にいろいろやった結果、容量の小さいパソコンのように「フリーズ」してしまえば、もっとロスが大きくなるだけだ。

人の脳にはそれぞれ個性と特徴がある。他人の優れた部分をうらやんでも意味がない。それよりも、自分の脳の特徴を見つけて、活かすことを考えるべきだ。

「楽観的な脳」と「悲観的な脳」

コップの中の水の話は、悲観的、あるいは楽観的な考え方のたとえとしてよく使われる。コップに半分になってしまった水を、もう半分しかないと思うか、まだ半分もあると思うか、というものだ。

同じ現象を見ていながら、どうしてこんな差が出てしまうのだろうか。このものの見方は、生き方や仕事にも大きく影響してしまう。


和田俊和は悲観的な男だった。

彼は通信販売の会社の新製品の企画部にいた。いまや通販は、世の中不況といわれながらも成長産業と目されている。

しかし、和田は会社のボーナスが、ある同業他社よりも少し少ないとわかっただけで、会社が危ないのではないかと思い始める。40歳を過ぎてから再就職などままならない、家族をどう養っていけばいいのかなどと、ちょっとしたマイナスを20倍ぐらい深刻にしてしまう性格なのだ。その結果、不安とストレスから体調を崩して寝込んでしまったりする。悲観的な考えがさらに自分の環境を悪化させてしまうのだ。

和田とはまったく逆に、西村敬吾のように常に楽観的に生きられる人もいる。

10年勤めたアパレルの会社をリストラされても、半年以上は失業保険もあるし、次の仕事をのんびり探せばいいと思っている。よく働いてきたから、自分を休ませてくれるチャンスだと思い、せっかくだから自由な時間を楽しむために図書館へ毎日通い、趣味だった陶芸の勉強をしている。

再就職への意欲というより、いまをどう楽しむかということにエネルギーを傾ける。2カ月も図書館通いをしているうちに、友人もできた。たまたま陶芸のことで趣味が合ったので話をしてみると、その男性は陶芸店のチェーン店を展開している人で、そこで働いてみないかと誘われてしまう。

西村は、こんなことがあるから人生は面白いと思う。自分の新たな価値を見いだすことができて、むしろリストラしてくれた会社に感謝しているくらいだ——。


悲観的になる、つまり、うつ的な状況は右脳が作り出しているらしい。幸福感や活発な活動、前向きな考えは左脳が作り出す。

いってみれば、右脳が悲観論者でブレーキの役目、左脳は楽観的でアクセルの役目を果たしているようなのだ。このバランスが悪いと、うつ的になったり、そう病のように元気になり過ぎてしまう。

もちろん、そううつ病は右脳、左脳だけで起きるのではなく、大脳皮質も、こういった精神的な活動に大きく影響していることがわかっている。

和田のような人物の脳では、右脳が優位になって前向きな発想が出てくる左脳を抑え込んでしまう。

一方、西村のような脳では、ネガティブなことが起きても、左脳優位であるから前向きな発想になり、活動的で新しいことをやろうとする意欲が生まれてくるのだ。

この左右の脳のバランスは、どうも遺伝的な要因が強いようだ。

さらに感情と結びつきやすい扁桃体《へんとうたい》（57ページ図参照）も影響する。悲しいと思うときは、左の扁桃体と右の前頭葉が活性化されるらしい。同じように、右の扁桃体と左の前頭葉の活動が低下しても悲しいという感情が生まれるようだ。

とはいえ、ショッキングな出来事があっても、扁桃体や前頭葉を興奮させるために、神経伝達物質をずっと分泌し続けることはできない。したがって、時間がたてば次第に興奮は収まってきてしまう。

過剰な神経伝達物質が出たあとでは、しばらく枯渇状態となり、今度は呆然《ぼうぜん》として何もやる気が起きない状態になる。そうなれば、今度は悲しいという感情すら起きなくなってしまう。そこから人はまた安定した感情の状態へ戻っていくのだ。

悲しいことも時間が癒やしてくれるというが、脳の中ではこうした変化が起きているのだ。

「感情的に騒ぐ脳」と「客観的に判断する脳」

同じ状況にあっても、大騒ぎする人と冷静な人がいるものだ。ゴキブリを見て悲鳴をあげる人もいれば、何とも思わない人もいる。暗闇でだれかがいると騒ぐ人がいれば、まったく動じない人もいる。

これにはいくつかの理由がある。ゴキブリを怖いと思うのは、単なる先入観による思い込みである。別にゴキブリが危害を加えるわけではないという情報分析と知識があれば、何も騒ぐことはなくなる。しかし、先入観だけでしか判断できなければ、過剰反応となって大騒ぎすることになる。

これは大脳皮質と扁桃体の戦いの結果ともいえる。

視覚、聴覚の刺激は扁桃体へ行く。そこで過去の記憶との比較、分析がなされるが、その情報があまりはっきりしたものでないと、扁桃体は脳幹を経由して「体を動かせ」という命令を出す。つまり、あまり考えずに、反射的に逃げたり、大声を出したりと、大げさな反応になる。

しかし、経験や知識が増えることで、ただ怖いと反応するより、これは安全で心配することはないと判断できる情動処理が可能になれば、大騒ぎなどしなくなる。前頭葉が機能し、冷静に判断できるようになってくるのだ。無駄に騒いだり逃げたりという効率の悪いことをしなくなったときが、物事を正確に認識できる段階になったということである。

大騒ぎはある意味では、知識がないから、ということになる。

冷静に判断できるということは、それだけ大脳の認知システムができあがり、無駄な動きをしない優れた脳になったということでもある。

ただ、異性の気を引くための意識的な大騒ぎは認知システムとは関係のないレベルであるが、これもまた前頭葉の複雑な働きともいえる。

「理系脳」と「文系脳」

川田昇平は国産車の営業所の中でも常にトップを走っていた。

偶然ショールームを訪れた客でも、その客の背景を見抜いてしまう。

たとえば客が子連れで来たとき、子供が持っていたものが最近流行ってきているキャラクターだとチェックしたら、その客が書き残していった住所を頼りに、翌日には子供が欲しがりそうなキャラクター関連のおもちゃを持って営業に行っていた。

もちろん、言葉や態度など、本来の営業としての接し方もうまかったが、客の持ち物から、何を欲しがっているのかを見抜く目が鋭かった。

夫婦で来て、夫の腕時計がアウトドア用のものであれば、クーペスタイルの車を希望していても、その奥の心理を見抜いて4輪駆動車を勧めてみたりするのだ。その腕時計も、ジャンパーの袖口から一瞬見えただけのもので、ほかの営業マンたちはだれも気がつかないくらいのものなのだ。当然、客は目の色を変えて商談に乗ってきて、あとはトントン拍子で成約となる――。


高校生くらいになると、理系と文系というように得意分野が分かれてしまう。同級生の中にも異常に数学ができたり、英語が得意であったりする人がいたものだ。

どう見ても、これは脳に得意、不得意な分野があるように思えてくる。

大脳の左右の機能が違うということが一般的に知られるようになったのは、アメリカの神経心理学者ロジャー・W・スペリーが研究発表してからのことで、わりと最近の話なのだ。

それによれば、右側の脳では視覚的な情報を分析したり、地図などの空間的な分析、音楽などを理解し、いわゆる勘といわれる直感的な判断をする。つまり、大ざっぱに把握し、総合的に見てすばやく判断していくことに優れている。

左脳は言葉（英語）、計算（数学）、論理的な分析が得意である。

確かに数学が得意な人は英語もできたかもしれない。そんなふうに考えれば、やはり脳には左右差があり、しかも人によって、ずいぶん機能が違うように思える。

右脳は比較的あまり使わないので、それを啓発しようというビジネスマン向けの本も多い。

それはそれでけっこうなことだが、それならば、子供がいる人は、右脳の能力をあまり評価しないいまの受験勉強のスタイルもぜひ見直してほしいものだ。実際の社会では、前述した自動車の営業マンの話のように、右脳の直感的な部分は芸術だけでなく営業という仕事でも十分に必要になってくるのだから。

左脳が優れているとＩＱは高く出るが、ＩＱの値と社会での成功とが（お金を稼ぎ、社会的地位が高いというのが成功とするのなら）一致しないのは、そうした理由からだろう。

ただ、最近の大脳生理学では、それほど左右の分化はなく、やはり両方の脳を使いながら情報を判断しているという分散的な脳の使い方が考えられている。

大脳の機能を理解するには右脳、左脳機能で考えるほうがわかりやすいが、あまりこだわって、自分は左脳人間だとか、右脳人間などと決めつけることが、じつは一番危険なことなのかもしれない。

「英語ができる脳」と「英語が苦手な脳」

英語ができる脳として最高のものは、同時通訳の脳であろう。

同時通訳は、話している人の外国語を日本語に翻訳して話しながら、さらに一部の脳では話し手の次の外国語を理解して、脳に貯めておかねばならない。これは脳に同時に二つのことを行わせることになるから、非常に優秀なワーキングメモリーが必要になる。

同時通訳の訓練を続けると、一時的に脳に貯めておける外国語の量が増えていくという。当然、貯める量が増えるほうが翻訳としてはわかりやすいものになる。

脳は必要となれば、そこまで能力をアップすることができるのだ。

英語だけでも苦労している脳もあれば、同時通訳という特殊な能力まで身につけることができる脳もある。これには「緊張」という要素も大きく関係しているようだ。

ある種の緊張状態に置かれると、脳は最高の能力を発揮してくる。

たとえば、外国で道に迷ったり、１人で行動しなければいけないとき、懸命に外国語を理解しようとして、つたない外国語で表現する。その繰り返しによって、脳は鍛え上げられていくのだ。

留学しても半年ぐらいはさっぱり言葉がわからないが、あるときを境に外国語を聞く能力が生まれてくるという。

語学を理解するには、うまくなろうという意欲はもちろん必要ではあるが、だれも助けてくれないという緊張感も非常に重要なものであり、同時に脳の潜在的な能力を引き出すいい方法なのだろう。

そういう意味でも、留学はもっとも有効な語学学習方法であろう。

最近では英語の早期教育が話題になっているが、英語教育を早期から始めてもダメだとする意見がある。それより母国語をしっかり学んで、母国語で考える能力を身につけることが重要とされる。

英語を学ぶには、まずは日本語をしっかり学ぶほうが早いようだ。

「飲み込みが早い脳」と「ゆっくり理解する脳」

同じ説明を受けても、飲み込みが早い人もいれば、なかなか理解できない人がいる。

とくに高齢になってパソコンを始めようなどと思うと、時間ばかりかかってなかなか理解できないものだ。

墨田福夫は75歳になってからパソコンを始めた。しかし、息子に少し教えてもらっただけでインターネットもできるようになり、最近はSNSなどで友人とコミュニケーションしている。

板垣秀雄は同じ年齢だが、まったくパソコンができない。テキストを買ってきて熱心に読んでみるが、すぐに行き詰まってしまう。

墨田の例を見れば、年齢的に新しいことを始めるのに無理があるわけではないことはわかるだろう。

この2人の違いは、どこからくるのだろうか。

じつは、墨田はずっと地質分析の仕事をしており、パソコンこそいじってはいなかったものの、新しい測定機器などを使った仕事をしていた。一方の板垣は事務職で、常に書類を前にした仕事だった。

なぜ、機械をいじっていた人はパソコンに強く、事務職は弱いということになるのだろうか。好奇心も大きな要素になるが、それ以上に、新しい情報に関して、それを受け入れる脳の構造ができているのかどうかが重要な意味を持つのだ。

墨田の場合、仕事で機械を使用していたので、脳の中にはメカに関係する基本的な枠組みができあがっている。

スイッチを入れるとどう反応し、途中で電源を切るとどうなるかなど、経験からそれを推測もできるし、脳の中にできあがっている過去の記憶は、新しいメカのことでも十分に対応できるように変化させることができるのだ。まさに、基礎的な能力があれば応用問題が解けるようなものだろう。

一方で、ずっと事務職をやってきた板垣は、会計事務の難しい計算は理解できたが、メカのことを受け入れる脳の中の枠組みができていなかったのだ。

この違いが飲み込みが早いか遅いかを決定してしまう。

脳の中にできあがった枠組みに関係すること、つまり近いジャンルのことを学んでいくほうが、ずっと早く、しかも楽に新しいことを理解できる。

脳には得意、不得意があるのも事実である。それは、その人の経験によって作り上げてきたものだ。新しいことに取り組むときは、それらを自覚することが、自分に合ったペースで習得するために必要なことかもしれない。

「機転が利く脳」と「機転が利かない脳」

接客業は機転が必要とされる。客が何を望んでいるのかを先回りして察知し、客を満足させるサービスをすることが望まれる。

医療もようやくサービス業として理解されるようになり、サービスということに重点を置くようになった。

機転とは、起こりうる将来のことを予測して行動することだ。これは前頭葉の大きな役目でもある。想定する、予測するというのは、脳の中で作り出されるシナリオでもある。目の前で花瓶がテーブルから落ちていく瞬間を見たら、床に落ちて割れてしまうと脳が予測するだろう。だから、反射的に手が出て、落ちていく花瓶をつかまえようとするのだ。

当たり前のようなことでも、脳の中にその事実が記憶として残っている、あるいは本で読んだりしたことかもしれないが、想定できるということは、記憶があるということだ。

落ちていくと、その結果として、花瓶は割れてしまうという推測ができるのは、いまの画面の次の場面を、瞬時に脳の中で思い浮かべられるということだろう。

そういう意味では、人間の脳には未来を予測できる能力が備わっているわけである。それがどこまで読めるかが機転という能力になっていくのだ。

レストランで注文を取り間違えて料理を出すのが遅れてしまった場合、謝るだけですませてしまうか、次回の食事の割引券を渡すか、どれがもっともその客にとっていいのかを想定しなければいけない。

そのためには、客の態度から、この客がどこまで店を許しているのか、それとも、まだ恨みに思っているのかを読んで行動しなければいけない。

当然、数多くの経験が必要になってくるだろう。もちろん、先輩の話なども記憶に残っていれば機転が働いて、デザートをサービスするという手を思い浮かべるかもしれない。

機転が利くということは、いかに多くの経験をして、その記憶と現在の場面との比較と分析が適切にできるかがポイントになる。

あとはいかにすばやい対応ができるかどうかである。行動を起こすには、まず扁桃体の興奮があって、そこから運動神経の中枢に命令を出さねばならない。前頭葉の大脳皮質がじっくり考えていては時間がかかりすぎてしまうのだ。

すばやい行動でなければ、機転が利いたとはいえない。大脳皮質での分析を待たないで扁桃体が反応し、即座に謝ってしまうという行動が先に起きなければ、機転が利いたことにならない。

まず行動を起こし、考える時間の余裕があればさらに次の手として、なんらかの特典を与えることで、客の怒りを鎮めることである。

現状の分析、記憶や経験との対比、予測、行動。これらが組み合わされてはじめて機転が利くという反応になっているのだ。

「人に合わせる脳」と「マイペースな脳」

社会性というものは、人間社会で生きていくうえで非常に大切なものである。

会社でうまくやっていくには他人と協力して仕事をしていかねばならない。そこでまず重要になるのは、他人との距離である。時には離れ、状況によっては近づき、常に他人との適正な距離を取ることが要求される。

距離を保つということでは小脳が非常に大切な役目をする。最近の研究では、体のバランスを取ったり、聴覚や視覚情報解析だけでなく、物事を認識したり、気をつけて見るというような行動にまで小脳の働きが影響することがわかっている。

さらに、物事の判断をするときには、小脳は記憶を引っ張り出し、比較し、判断する役目もしているようなのだ。

他人との接触で、ここは話をしたほうがいいとか、聞き役に回るべきだとか、この人は強く出ると反発するなどの記憶情報の解析をし、どう行動するか、バランスのいいところを探るのも小脳の機能が関係している。

人に合わせて友好関係を保つという行動も、小脳の役目というわけである。

自閉症などでは、目や鼻、口を見たとしても、その部分しか見ることができず、顔全体の表情から、怒っているとか、悲しんでいるということを察知し、理解することができなくなってしまう。

また、自閉症の患者の小脳に変化が見られることからも、こういった症状に小脳が影響していることが推測されるのだ。

さらに人に合わせていくには、相手がどう感じているのか推測したうえで、相手の考えに共感しなければいけない。これには前頭葉のワーキングメモリーが関係する。推測は前頭葉の機能でもあるが、ワーキングメモリーで会話を一時的に記憶し、何の話題かを常に覚えておきながら話をしていかなければ会話は成立しない。

人に合わせるには、推測し、いまを理解し、次の話題を提供していく必要がある。前頭葉の機能が優れていればいるほど、うまく相手の考えを推測し、共感し、楽しい会話がはずんでいく。

調子がいいやつだという評価は、あるいは前頭葉の機能がいい人なのかもしれない。

「やる気のある脳」と「無気力な脳」

やる気はどこから生まれてくるのだろうか。

やる気ホルモンと呼ばれるドーパミンはよく知られているが、どうもそれだけが影響しているわけではないようだ。

榎本茂樹は、とにかく貪欲な男だった。名門大学を出ているわけではないし、就職した会社も一流会社といえるところではなく、外食産業としては中堅クラスだった。しかし、榎本はそんな自分の学歴や会社の規模などを気にすることはなかった。同僚よりはるかにいい営業成績を残していた。

新しい店舗を広げていくには、まず、開業する場所の確保から始めなければいけなかった。一流どころではないので、地主から即座にいい返事はもらえない。それでも榎本は気にすることはなかった。

その意欲はどこから湧き出てくるのかと、同僚も首を傾げるくらいであった。

意欲のもとは脳内ホルモンである。大脳基底核《だいのうきていかく》にある側坐核《そくざかく》（57ページ図参照）のドーパミンの相互作用によってやる気が生まれてくるのだ。

側坐核が興奮すると、入ってきた情報に対して、「これは重要である」とか、「一生懸命にやれ」というラベルを貼るのだ。そのラベルが貼られた情報は大脳全体へ広がり、強い刺激になって、記憶力アップとなり、しっかり情報を覚えていく。一方では前頭葉の働きが活発になってその解析や予測を行うことになる。つまり、初期の側坐核の興奮が、貪欲なやる気となってくるのだ。

さらに、やる気には、なぜそれを行わねばならないのかという動機づけが重要になってくる。側坐核の外縁部は動機づけに関連し、さらに仕事がうまくいけば自分がいい気持ちになる。成功したときの満足感などの感情と結びつけることができ、それが動機づけとなって、さらに意欲を増していく。

そこに、扁桃体からは、なぜ仕事をしなければならないのかという理由が情報として入ってくる。

彼女と結婚したい、金儲けをしたい、出世したい、などの感情的な意味づけを送り込むのだ。

実際には、さらに脳全体が働いている。帯状回《たいじょうかい》（57ページ図参照）というところでは、なぜ、それをしなければならないのかという情報を解析する。過去の記憶と照合して、入ってきた情報の中で、どれを優先するかの決定もしているのだ。

つまり、行動を起こすうえで、どれを優先すべきかの決定を行っている、ということだ。遊びに行くべきなのか、徹夜をしてまで勉強すべきなのか、このまま寝てしまうべきかなど、優先すべき理由を探して決定する。ここで仕事をする、勉強をするという行動を優先すれば、意欲のある人間ということになる。

ほかの脳の場所でも、それに協力している。視床、大脳辺縁系、大脳基底核は、なぜ、それを行うのかという情報分析を続けて、自分の行動を最終決定しているのだ。

成功したことにより、脳内にはエンドルフィンと呼ばれる脳内モルヒネ物質が出ることがわかっている。これは満足感、征服感、幸福感のような感情を呼び覚まし、この記憶もやる気を出す大きなエネルギーとなっていく。

やる気、動機づけ、優先、情報解析、行動というさまざまな脳の機能が働いて、結果として仕事をする、勉強をするという行動になっていくのだ。

脳の比較で見えてくること

人間の脳の研究は、古典的な医学では脳の解剖学が中心であった。19世紀後半にフランスの医師ブローカやドイツの精神神経学者ウェルニッケの失語症の研究により、脳の機能の局在が知られるようになり、ブロードマンによる大脳皮質の機能の局在地図ができ、脳機能局在論が中心となった。

１９８１年、アメリカの神経心理学者ロジャー・スペリーが分離脳の研究で右脳と左脳の機能の違いを指摘して以来、右脳左脳論が独り歩きして、行き過ぎた右脳左脳論になって、人によって右脳的だとか左脳的だという見方が広まってしまった。一方、同時期にＭＲＩの登場により、一部の脳の機能、つまり脳の局在的な機能よりも、脳の中のネットワークがより重要な意味を持つことがわかってきた。

時代とともに脳をどう捉えていくかが変化してきた。いままで述べてきた脳の個性の比較は、人の脳のネットワーク、機能には個性があって、同じではないということである。

その違いを性格や才能、頭のよさという見方で指摘しているにすぎないのかもしれない。

脳はそれをどう見るかによって、違ったものに見えてくるわけである。

「頭のいい脳」という見方も、その定義は、社会環境によって大きく変わってしまう。

つまり、絶対的な頭のよさというものは存在しないと考えるべきで、自分の脳をよりさまざまな視点から評価していく必要がある。

次章では、特殊な脳として天才たちの脳を見ることにする。

第2章

「天才たちの脳」の秘密

天才とは異常なる忍耐者をいう
——トルストイ

科学者の脳、文豪の脳、芸術家の脳、実業家の脳

「頭がいい」ということを、どこまで自分の夢を成し遂げたかという基準で見るなら、社会的に成功した人たちがもっとも「頭がいい」ということになるだろう。

科学者の脳は論理的で数学に強いと思ってしまうが、それだけでは世界的な研究成果は上がらない。アインシュタインは、研究をしながら、発想に詰まるとバイオリンを弾いて、また仕事を続けたという。つまり、発想という点では、左脳だけでなく右脳の大胆で直感的な部分も必要なのだ。

優秀な医者の研究発表を見ていると、確かに綿密に調べ上げ、綿密な臨床データ（つまり、患者から得た血液検査などの検査結果）を統計学的にしっかり分析して、論理的には間違いのないものが多い。

しかし、なぜそれが画期的な研究にならないのだろうか。研究というのは、そのプランがよほどユニークでないと、なかなか新しい発見に結びつかない。日本の多くの医学研究

は過去の結論をただ再確認したようなものが多く、革新的な研究にはなっていない。

たとえば、ある機械で血液の中の成分を分析して、いままでの結果とは違うことが出た場合、それは間違った結果として研究対象から除外してしまうのだ。そこで、なぜいままでとは違う結果が出たかと考えることがあれば大発見となるだろうが、研究の目的がいままでの研究結果の再確認というようなものが多いので、そこに「なぜ」という思考がない。

多くの科学的な大発見や大発明は、偶然に起きた例外的なことに着目し、それを考えることで大きな研究成果となっている。

田中耕一さんがノーベル賞を受賞することになった発見も、コバルトの微粉末に間違ってグリセリンを落としてしまったのがきっかけだった。しかし、そこで起こった異常な出来事を、なぜか、と考えたことがポイントだった。ほかにも2000年にノーベル賞を受賞した白川英樹さん、2001年に受賞した野依良治さんも、さらにはペニシリンを発見したフレミング、放射線を発見したベクレルも、研究をしていたときの偶然が大発見につながっている。

それらの例を見ても、ただ単に「頭がいい」だけではダメなことがわかる。純粋な研究心と、「なぜ」を考える力も必要なのだ。簡単なようで、これは非常に難しい問題である。

学生時代に成績が優秀であった人が、研究者になってそこそこの成果を上げていたりはするが、世界的な研究者になり切れないのは、大胆で勇気ある発想ができないからだろう。

本当の「頭のよさ」というのは、記憶力が優れているとか、論理的にすばらしい能力を持っているだけではダメなのだ。


以前の純文学は、日本では東大を出た人、あるいは名門大学を中退した人など高学歴の人が書くものであった。それほど文学的素養や深い知識を要求されてきた。それはまだ、読み手が文学から未体験の情報を得ていたという時代背景もあったのかもしれない。

井伏鱒二の『本日休診』などは、これだけ読めば、井伏の本職は医者かと思ってしまうほど調べ尽くして書き上げた作品だ。文豪というのは、見たこともないロシアの大地を描写し、経験のない職業の仕事風景を書いてきた。

文豪の脳は、読書と取材によって知識を得て、そこから新しい作品を生み出していく。だから、情報量が少なかった昔は卓越した想像力が必要だったはずである。

しかし、読者側の変化もあったのであろうが、いまでは実体験を伴う作品が求められるようになってきた。なんらかの職業を体験してきた人が、それを材料にして小説を書くようになった。読者がよりリアルなものを求めるようになってきたからであろう。アメリカのミステリー作家にその傾向が強いように、日本でも自分の職業上の経験から小説を生み出す時代となった。

これは作家に求められるものが、時代によって変化してくるということでもある。作家になるには、自分がいかにさまざまな経験をするか、といったことのほうが重要になってきたのだ。つまり、体験によって脳をまず鍛えることで、そこから新しい作品を生み出すチャンスが広がってくる。

芸術家の脳は、柔軟性と特殊な能力がもっとも要求されることになる。

イタリア出身の画家フランコ・マニャーニは、原因不明の高熱と幻覚に襲われたあと、記憶の中にある故郷の村の風景だけを描き始める。それも20年間にわたって描くのだ。その絵は、その村の同じ場所から撮影した写真と非常によく似ていて、とても記憶だけを頼りに描いたとは思えないものだった。

彼は記憶しようとして故郷の風景を覚えていたのではなく、脳の中で写真を撮るように、一瞬にしてすべての情景を記憶していたのだ。

すべての画家がこういう脳を持っているというわけではないが、画家にとって視覚的な記憶というのは非常に重要なものであろう。もちろん、見たものをそのまま描けるデッサン力は必要であろうが、視覚的な情報を記憶にして、そのまま脳にしまっておけることは、絵を描くときにいかに有利になるかは想像できる。

日曜画家は、いくら訓練しても、ある程度までしか絵の腕は上がらない。やはり、画家になるには特殊な才能が求められ、そのうえで努力、体験が必要になってくる。

残念ながら、この脳の差は、努力では埋めることはできない。だからこそ、芸術作品は人の心を動かすのであろう。

実業家の脳は、成功した実業家が必ずしも偏差値の高い大学を出ていないことを見れば、何か別な能力が要求されるものだとわかる。

まず重要なのは大胆さであろう。ここにも経験が要求される。それも、いい加減な直感ではなく、先を予測する能力と、体験から出てきた結論によって、それは身についていく。つまり、実業家は右脳系の人間であることが要求されそうだ。反対があっても自ら立てた方針を推し進められる能力は、研究者、芸術家などでも要求される要素かもしれない。

前頭葉の能力とされる予測する力は、まさにその人の才能とも呼べる。

「なぜ、そんな選択をするのか」「なぜ、それにこだわるのか」。それは本人にもわからないが、もう一人の自分が命令するような感覚で決断が下されるのだ。

「頭がいい」脳、イコール成功する脳という意味であれば、社会的に成功を収めた科学者、文豪、芸術家、実業家の脳にはいずれも共通するものがある。

それは、やはり大胆で、自分の考えをとことん押し通す勇気であろう。価値観を他人に求めず、自分で探り当てて、それを実現していく。それこそが成功する脳である。最近ではAIが人間の脳をしのぐようになると言われているが、これからの人に求められるのはそれに勝る新しい価値観を作り出すことだ。

ここにはバランスのいい脳は必要ではなく、求められるのは極度に特化した右脳であろう。それには遺伝的な要素が大きく影響するであろうし、それを活かすための努力と、恵まれた脳を自分で発見することも必要になってくる。

私たちが学ぶとすれば、自分の脳の特徴を知ること、それを活かすための努力であろう。それは、どんな脳であってもできるはずだ。

脳の重量で「頭のよさ」はわかるのか

ノーベル賞を取るような人たちの脳は、自分たち一般人の脳とは比較にならないほどいい脳だろうと思うのが普通だ。

まるで１２００ccのエンジンの車に乗っている人が、３０００ccの大型のエンジンの車を見るような感覚だ。

確かに人間の脳は体重あたりで見ると、ほかの動物より大きい。だから、脳が大きいほど知能指数が高いと思ってしまう。

人間の脳の進化の状態を見ると、直立して歩くようになって脳は重量を増してきている。

では、脳の重量と頭のよさは比例するのだろうか。現実には、著名人や天才と呼ばれる人たちの脳が特別に重いということはない。フランスの文学者アナトール・フランスの脳は異常に軽いことで知られている。つまり、脳の重量だけでは頭のよさはわからないということだ。

では、天才たちの脳自体が、解剖学的に一般的な脳と差があるだろうか。

アインシュタインは76歳で死亡している。プリンストン大学メディカルセンターの病理学者トム・ハーベイらがアインシュタインの脳を解剖した。

おそらく、どこかに通常の人の脳との違いがあるだろうと大いに期待された。それこそ、「頭のよさ」を解くカギになると思われたのだ。

解剖の結果、アインシュタインの脳には特徴が二つあった。

一つは、複雑な思考を必要とする脳の領域の神経細胞の周辺に、栄養を供給したり、いい環境を作るのに働いているグリア細胞（神経膠《こう》細胞）が非常に多かったのだ。

しかし、その領域の神経細胞自体は、平均よりむしろ少なかった。

ところが、アインシュタインの脳の比較対象にされた脳の持ち主の平均年齢はアインシュタインより若かったので、これは単に年齢的な変化を見ているだけではないかともいわれている。

もう一つは、大脳の皮質に脳神経細胞がぎっしり詰まっていたのだ。脳神経細胞がたくさんあるということは、やはりアインシュタインの頭がよかった証拠なのではないかと考えたくなるが、これは脳が年齢とともに萎縮して密度が高くなったとも考えられている。

ラットの研究では、神経細胞がうまく働くには密度が高いほうがいいというわけではなく、むしろ、ゆったりしているほうが神経細胞同士の連絡がうまくいくことがわかっている。

結局、ハーベイの解剖結果からは、脳の年齢的な変化が見えただけで、期待された特別な結果を導き出せなかった。

後年、さらにもう一度、アインシュタインの脳が解剖された。

カナダのマクマスター大学精神医学・行動科学教室のサンドラ・ワイテルソンが、アインシュタインの左右の頭頂の皮質が、ともに平均より1センチ大きいと発表したのだ。

しかし、これによって脳の機能がどのように違ってくるのか、といったことはわかっていない。

いまのところ、アインシュタインの脳が解剖学的に特別なものであったという確証は得られていない。

アインシュタインの脳に研究者たちがこだわるのは、どこかに特別なことがあるのだろうという期待からだ。確かにそういった特徴があれば、頭のいい脳を作り出せるかもしれない。

しかし、脳とは電源が入ったときのコンピューターのようなもので、電源が切れてしまって、ただの装置だけがあったら、そのコンピューターの機能はわからない。脳を解剖するのはそんな状態に近いのかもしれない。

生きている脳こそ、本当にその人の個性や優秀さを証明できる脳であり、死んでしまった脳は、ただの箱でしかないのかもしれない。

さらにコンピューターとの大きな違いは、脳は思考ごとにその回路を変化させているということだろう。つまり、一瞬、一瞬で脳は変化しているのだ。だからこそ、われわれは「頭のいい脳」を、具体的な形として解明できないでいるのではないだろうか。

脳局在論、つまり、脳はそれぞれの機能分担をして働いているという考えが、ずっと研究者を捉えてきた。

その考え方は、病気の原因は細菌のせいだと思い、さまざまな病気の原因菌を探し続けた時代に近い。

病気の発病には遺伝子の影響や環境の影響が大きいと言われ始めたのは、ごく最近の医学研究の結果である。脳の局在的な見方こそ、もう古びているので考え直さねばならない。

現在の脳研究では、磁気の変化で脳のリアルタイムの変化を観察できるようになった。

そこからわかってきたことは、目で文字を見ただけでも、脳の中では想像以上にほかの領域の神経細胞が働いているということだ。「釘」という文字を見ると、すでに「釘を打つ」ことをイメージして、運動を命令する領域の神経細胞も興奮しているのだ。

脳は一カ所が働くことで機能しているのではない。確かに中枢と呼ばれる、脳の中心となって働くところは存在するが、脳全体も常に働いているのだ。

親も子もノーベル賞を受賞した家系

ノーベル賞を取り続ける家系があるだろうか。

物理学賞、化学賞、生理学・医学賞の分野では、いままで600人近くにノーベル賞が贈られているが、そのうち親子や兄弟で受賞したケースはどれくらいあるだろうか。

スウェーデンのカイ・シーグバーンは1981年に「高分解能光電子分光法の開発」でノーベル物理学賞を受けている。父親のマンネ・シーグバーンは1942年にX線分光学の業績でノーベル物理学賞を受賞しており、親子二代の受賞となっている。

同じくスウェーデンのウルフ・スファンテ・フォン・オイラーは1929年にノーベル化学賞を受賞したハンス・フォン・オイラー＝ケルピンの息子で、「神経末梢部における伝達物質の発見とその貯蔵、解離、不活化の機構に関する研究」で1970年にノーベル生理学・医学賞を受賞している。

1915年のノーベル物理学賞は「X線による結晶の反射の性質、結晶構造の研究」でイギリスのブラッグ父子が受賞している。

デンマークのニールス・ボーアは１９２２年にノーベル物理学賞を受賞している。息子のオーゲ・ニールス・ボーアも１９７５年ノーベル物理学賞を受賞している。

こうしてこれまで、この４組をはじめ合計８組の親子や兄弟がノーベル賞を受賞しているという。

シーグバーンは共同研究での受賞なので、遺伝というより、そのときの状況が大きいと言えそうだ。また、全体に親の研究を子がさらに発展させることでノーベル賞を受けているケースが多いので、遺伝的要因より、環境が大きく影響したと考えるべきだろう。

そしてそれは、頭がいいというのは意外に遺伝子が直接関係しているとは考えにくいということではないだろうか。

そうでなければ、ノーベル賞ばかり取り続ける家系があってもいいように思うが、実際にはそうではない。

もっと身近な問題で考えれば、50メートル走における遺伝率を調べると、足が速い人は、遺伝による影響が34・５％で、残りの65・５％は環境によるものであるという。

算数の能力で遺伝的要因を調べると親子間の一致率は0％で、まったく遺伝的な要因はないという。

親が数学が苦手だから子供も苦手というのは、どうも言い訳にすぎないということらしい。

しかし、社会や理科では3割くらいは遺伝的な要因があるという。

つまり、脳の働き方に遺伝的なものが影響するのは、数学に強いとか語学に強いというより、どんなことに興味を持ちやすいかということだろう。

ただ、それより大きいのは環境であることは間違いないようだ。

遺伝子は「どこまで」決めているのか

体のあらゆる臓器は、両親の遺伝子の影響を受けてできあがっている。脳ももちろん親の遺伝子の影響を受けるはずである。

ところが、脳の設計図が含まれるはずのヒトゲノムは、2万個の遺伝子しかない。脳のニューロン結合は10兆個あるともいわれており、1対1の完全な設計図を遺伝子が持つとすれば、これだけでは脳を作ることはできない。

つまり、基本的な構造だけを遺伝子が規定していて、そこから先は環境の影響を受けながら脳を作り上げていくようにできていると考えるべきであろう。

ビルにたとえれば、高さや床面積は決まっているのかもしれないが、インテリアや外装などは、その時点の状況に合わせて大きく変えていくことができるのだろう。

一卵性双生児を例に考えるとよくわかるが、まったく同じ遺伝子を持つのでちょっと見にはそっくり同じだが、性格や感情表現などは異なっていることが多い。

したがって、人間の体は基本的な肉体構造は遺伝子が決めているが、環境に適応するために、社会的な生活による外からの影響をうまく体に取り入れて、パーツの部分を微妙に作り替えることができるように設計されているといってもいいだろう。

子供のときに虚弱で、スポーツはまるでダメだった人が、あるときからスポーツが好きになって、オリンピック選手になったりする。

人間の優れているところは、遺伝子をうまく組み換えて、新しい試みをすることだ。さらに社会環境を取り入れつつ、内臓、脳、肉体を含め、どんどん改造できるところだ。

脳について考えてみれば、脳は非常に柔軟性のあるものだから、脳の育て方や使い方で、機能活性化は十分に可能だということである。

「天才たちの脳」の苦悩

IQの平均は100だが、IQ135を天才の基準とする調査がある。

それによると、「天才」の基準に達した人の多くは、10歳になる前にすばらしい絵画を描いたり、音楽的な才能を発揮したりするという。彼らは完全な脳を持ち、すべての面で天才的な能力を発揮しているのだろうか。

エジソンは発明家であったが、言語に障害を持っていた。

また、空間的な能力（絵を描くなど）が優れている者は言語に障害を持つことが多いこともわかってきた。

さらにそれが極端になった、サヴァンと呼ばれる人たちがいる。IQが40から70と知的障害や自閉症を抱えながら特殊な能力を持っている人たちである。

映画『レインマン』に出てきたダスティン・ホフマン演じる男は異常な計算能力を持っていたが、彼もサヴァンの一人である。

貨物列車が猛スピードで通り過ぎたのに、有蓋《ゆうがい》貨物車が何両あったかを即座に言えたり、人の誕生日が木曜日に当たる年をすべて言えたり、過去4万年の暦の年月日と曜日を言い当てることができたりするのだ。

また、一度聞いただけの曲を、完全に間違いなくピアノ演奏できたりする。それも、ピアノ教育を受けていない人が、である。

こういった特殊な才能を持つ人たちの多くが、出生《しゅっしょう》に際して脳に損傷を受けていることが多い。

それにより損傷を受けなかった脳が代償的に大きくなり、特殊な能力を発揮すると考えられている。右脳系が損傷を受けると左脳が発達して数学的な能力が生まれ、反対に左脳が障害を受けると右脳が発達して音楽や絵画ですばらしい才能を発揮したりするのだ。

もちろん、これはすべての原因でもないし、一般的な天才に当てはまるものではないが、脳の部分的な著しい発達によって、常人には見られないすばらしい能力を発揮することは間違いないようだ。

ただ、いまのところ、どういう発達なのか、解剖学的やＭＲＩによる科学的な解析でも証明できていない。

天才脳はこれだとわかれば、脳の機能をアップさせる方法が発見できるかもしれないが、現状ではまだ医学がそれに追いついていないのだ。

第3章

「頭のいい脳」はこうして動き出す

天才とは本質を見抜く人である

——T・カーライル

知性は脳のどこに存在するか

脳に関する本を開いてみると、脳を４つに分けて、前頭葉、頭頂葉、後頭葉、側頭葉と図解しているものが載っている。

なぜ、こういう図ができあがっているかというと、大脳の研究の歴史に関係してくる。脳の仕組みを考えていくうえで、大脳のどこが、どんな働きをしているかを知ることがまず必要だったのだ。

紀元前2世紀のギリシャの医者ガレノスは、脳の組織そのものが意味を持つのではなく、脳室の中にある液体が脳の働きを調節していると考えた。デカルトは脳にある松果体《しょうかたい》（左右の大脳半球の中間にある小体）を精神の座として考えた。

いま考えればとんでもない話だが、脳の中に人間をコントロールする中心があると考えるのは、いつの時代も同じなのかもしれない。

いまのようにＭＲＩを使って、身体を傷つけることなく脳を調べることができなかったので、脳の病気を診て脳の働きを知るしかなかった。

ブローカ領域は、言語の中枢、とくに言葉を作る場所として知られているが、19世紀後半にフランスの医師ブローカが「タン、タン」としか話すことができない男の脳を解剖して、脳の一部が壊れると失語症が起きると発表したのが、大脳局在論の近代医学における始まりである。

前述したように、局在とは、ある機能はある特定の場所にあるという考えからきている。事実、ブローカの発表の数年後にドイツの精神神経病学者ウェルニッケが、今度は言葉を聞いて理解する場所を側頭葉に見つける。これも言葉を理解できない患者の脳を解剖して発見している。ブロードマンの脳地図は、神経細胞の形や配置の違いから大脳皮質・領域を区別したもので、現在でも医学教育に使われ、神経学の基本となっている。

このように機能がしっかり分かれているように見える脳も、顕微鏡で組織をのぞくと、意外にも脳の場所によって、それほど差がないことがわかる。大脳皮質は6層の細胞でできあがっているが、これは脳のどこでも基本的には同じなのだ。

機能が分かれていながら構造の基本が同じということで、大脳が局在的な機能を持つこ

■大脳の構造と、言葉と関係の深い領域

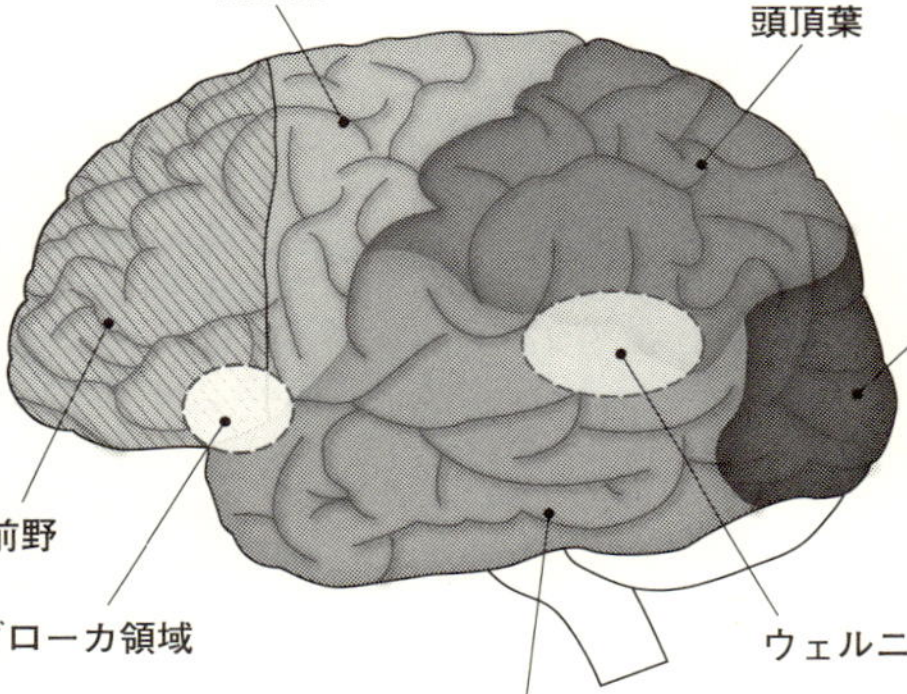

とは、構造からだけでは理解できない。

私が大学の医学部にいた頃は、このような脳の構造やブロードマンの脳地図を覚えなければならない時期があった。そのために、大脳が侵される病気は、特定の場所が壊れることによって神経学的な症状が出ると思っていた。

ところが、たくさんの患者さんを診ていくと、そうではないことに気がつく。

脳梗塞や脳出血という病気では、確かに障害を受けやすい場所はあるが、それでもまったく思いもよらない脳の場所に病気があることもある。ＣＴやＭＲＩで調べると、それが即座にわかる。運動麻痺や手足のしびれなど、自覚的にはっきりわかる症状と脳の病気がある場所は一致しやすいが、頭痛などで検査をしているときに、偶然にも脳に病巣が見つかることがある。

右脳にはサイレントエリアと呼ばれる領域がある。右の前頭葉では結構大きな病巣があっても症状が出ないのだ。

あるいは、無症候性脳梗塞と呼ばれる脳梗塞では、ＣＴやＭＲＩでは病巣がありながら症状がない。局在的な考えでは、脳にはそれぞれ機能局在が存在するから、なんらかの症状が出なければいけないはずが、無症状というケースもありうるのだ。

これは何を意味するのかというと、ブロードマンの脳地図に反するような病状がありうるということだ。

こうして見てくると、脳の機能は、何も脳の表面の皮質と呼ばれる部分だけに存在するのではないことがよくわかってくる。脳は神経細胞のもっとダイナミックな連携によって機能しているのではないかと思えてくる。

事実、最近の大脳生理学的な見方では、たとえば手足を動かすという運動神経に命令を出す場合でも、運動神経の中枢だけが命令を出すのではなく、先に行動を起こさせるために前もって前頭葉が指令を出していることがわかっている。

二次元だけの脳地図では複雑な脳の働きを理解することはできない。

知能あるいは知性と呼ばれるものが脳の一部に存在するのかという問いに、もはや意味がないことが次第にわかってきている。

人間の知能や知性は、脳全体の働きであり、さらには運動機能なども考慮する必要があるから、身体機能も含めて頭のよさを考える必要があるだろう。

サルの脳と人の脳の決定的な違い

脳は単なる記憶装置ではない。とくに人間の脳の特徴は、電子辞書のように記録されている一つの事柄の解説だけを表示するのではない。

「☆」という図形を見たとき、夜空の星を思い浮かべるだけではないだろう。星形をしたお菓子であったり、金平糖《こんぺいとう》であったり、あるいは、キラキラ輝くもの、さらに恋人と夜空の下で語り合ったことなどを、一瞬にして思い出す。

もっと特徴的なことは、思い浮かべることは、人によって違うということだ。これがサルなどの動物になってくると、あくまでも五角形の図形としてしかイメージできない。

人間の脳の優れたところは、この、あるものに関連づけて広い領域に考えを広げるという思考方法であるといってもいいだろう。

インターネットの検索で、単語を一つ入力すれば、それに関係するウェブサイトを何百、何千と選ぶことができる。

人間の脳はまさにそれに近い。しかし、ただ漠然とそれを拾い上げているだけではないところがインターネット検索とは違うのだ。

関連してイメージするには、過去の記憶ができたときの状況が関係してくる。恋人と一緒のときのことなら、その喜びの記憶と結びつき、星を見たときにそれに関係する記憶が一瞬で思い出される。

つまり、関連づけられることにさまざまな理由があるのもまた特徴なのだ。

その特徴を作り出す脳の基本的な構造は、二つの細胞からなる。

■神経細胞の仕組み

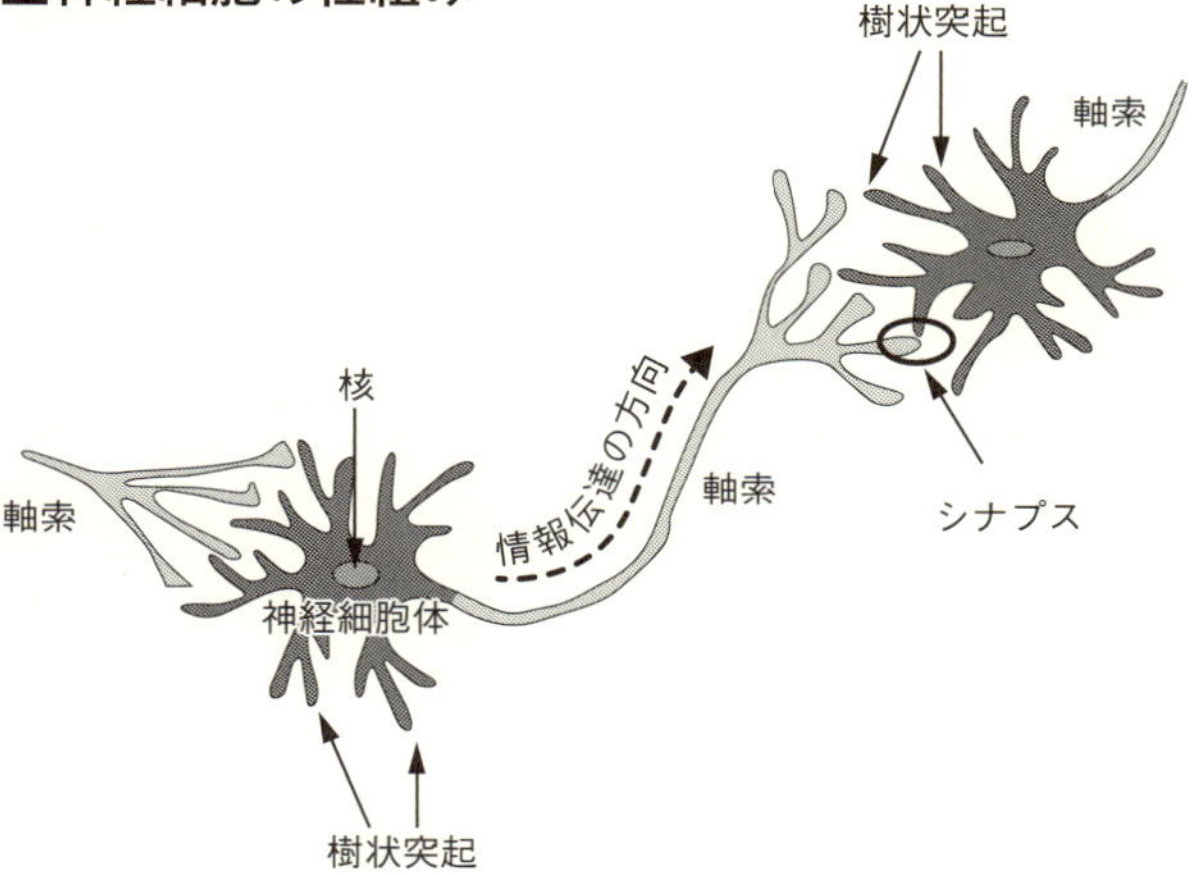

一つは神経細胞で、ほかの体の細胞と違って長い突起を一つ持っている。これは大脳から脊髄《せきずい》まで達する長さで、そのためにニューロンという呼び方をする。わかりやすく考えるなら、神経細胞と同じ意味と考えていい。この神経細胞が記憶、思考、感情など脳で感じるすべてのことに関係している。

アルツハイマー型認知症やパーキンソン病という神経の変性疾患と呼ばれる病気は、この神経細胞が原因不明のまま壊れて発病する。脳の神経細胞が壊れる場所によって病気が違ってくる。

壊れる場所によって病気が違ってくるということは、病気の発病にはそれぞれ違う原因があると考えるべきであろうし、医学研究はそういった観点から行われている。ただし、ほとんどの神経疾患の原因はわかっていない。

神経細胞は長い突起である軸索《じくさく》と呼ばれる出力系のものが1本と、もう少し短い、アンテナのような入力系の樹状突起《じゅじょうとっき》を持つ。樹状突起は一つの神経細胞にたくさんあって、10万個くらいある。この突起はほかの神経細胞とのネットワークを作るのに必要で、ネットワークの構築は脳を作ることに大いに関係してくる。

このネットワークは常に更新され、変化していく。極端な言い方をすれば、考える瞬間、瞬間でネットワークの構築を変えていく。

つまり、脳はいま現在と1分後ではすでに構造が変わっていると考えるべきである。年を取ると脳がダメになっていくと考えてしまいがちだが、脳は常に変化し、死ぬまで構造を変え続ける。

逆にいえば、脳は死ぬまで機能改善し続けているといってもいい。

これはほかの臓器にはない特徴である。

心臓や肺の機能は、年齢とともに低下していく。スポーツ選手を見ればわかるが、ある年齢でピークを迎え、そのまま衰えてしまう。

しかし、脳の機能は記憶力のテストのように時間制限を受けるようものでなければ、年齢に関係なく機能を高めることができる。

脳の中のもう一つの細胞は、神経膠細胞である。グリア細胞と呼ばれ、これは神経細胞のサポート役である。神経細胞が最高の条件で機能するように周囲の環境を整える役目をしている。

グリア細胞は神経細胞に酸素や栄養を供給したり、ゴミを片づけたりと、徹底した裏方でもある。

神経細胞の多くは再生、新生しないので、異常増殖はしない。つまり、ガンは起こらないのだ。脳腫瘍というのは、グリア細胞のように再生力の強い細胞が異常に増殖して起こる。

「量より質で勝負」の神経細胞

神経細胞が再生しないというのは、神経学の大前提であった。しかし、今世紀になってからの研究で、一部の神経細胞、とくに海馬と呼ばれる場所の神経細胞は再生していることがわかってきている。

それでも、脳全体から考えると微々たるもので、どんどん増えていくことにはならない。つまり、知識や記憶が増えると、脳神経細胞全体が増えていくということではない。

それは、頭蓋骨という骨で大脳全体が守られていることに関係している。

体の重要な部分は骨で守られている。心臓や肺は肋骨によって守られているし、一番重要な脳は全部骨で覆われている。

これは人間が進化の過程で立ち上がり、歩行し始めて、転んで脳が傷を受けることを防ぐために変化していったためだろう。

極端なことを言えば、植物は動かないのでぶつかるということは少ないから、骨のような硬いもので自分を守る必要はない。

一方で、頭蓋骨という骨の容器に入った大脳は、大きさを変えることができなくなってしまったのだ。そのため、大脳をよりよくしていくのに神経細胞を増やすという方策は使えなくなった。

となれば、大きくしないで機能をアップするには、ネットワークを作って、かさばらないようにしながら機能をよくしなければならない。つまり、神経細胞から出ている樹状突起が互いに連絡し合うことで、神経細胞を増やさないで脳を作り上げていく戦略を選んだのだ。

脳内ネットワークを人工的に作れるようになる

脳内の神経細胞を再生したり、樹状突起を伸ばしたりできる神経成長因子という物質が見つかっている。

こういったものをうまく使えば、脳の神経細胞を再生させ、樹状突起を増やすことができるはずである。

しかし、こういった物質はタンパク質のため分子量が大きいので、脳の血管から組織の中へ入っていけない。脳への入口には血液脳関門という細胞バリアーがあり、毒物の侵入を防いでいる。それが、飲んだ薬や注射液が簡単に脳へ入っていかない理由である。

いまのところ、脳へ直接入れるしか方法がないのが欠点である。

いずれにしても、現代医学は神経細胞の再生を可能にし始めていて、神経細胞の機能をよくする、つまり、樹状突起を増やしてネットワークを作り上げることも理論的には可能にしている。

「頭のよしあし」に大きく関わる脳内ホルモン

脳の中には、神経細胞同様に「頭のよしあし」に関わる大きな意味を持つものがたくさんある。最近の大脳生理学では、これらの存在がずいぶんわかってきた。

脳内ホルモン、と呼ばれる脳内物質が多数見つかってきた。これらは神経伝達物質と呼ばれる。

神経伝達物質は神経細胞同士のネットワークを通じて情報を伝達するときに使用される物質で、神経細胞の場所によって、その使用される物質が違ってくる。

たとえば、パーキンソン病と呼ばれる、体が硬くなり、震えが起きるような病気の場合は、中脳の黒質から始まるドーパミン系の神経伝達物質がうまく分泌されないことで起きてくる。

神経伝達物質が最初に発見されたのは第一次世界大戦前で、イギリスの脳科学者ヘンリー・デイルが脊髄神経から筋肉を収縮させる物質、アセチルコリンを発見した時点から始まる。

しかし、この段階ではまだ脳内でアセチルコリンが作用していることを発見したわけではなかった。現在では大脳の覚醒、興奮、睡眠などに関係することがわかっている。

アルツハイマー型認知症の治療薬であるアリセプトという薬は、このアセチルコリンの量を増やす作用により、ボケの症状を改善している。増やすといっても、神経伝達物質を受け取る側には受容体というものがあり、そこにアセチルコリンが結合することによって、神経伝達物質は作用を完了する。

正常な状態では、神経伝達物質が受容体結合すると、アセチルコリンは速やかに除去される。それを行っているのがアセチルコリンエステラーゼという物質だ。そのアセチルコリンエステラーゼの作用を抑えるのが、アセチルコリンエステラーゼ阻害剤で、アリセプトがその作用を持っていて、結果的にアルツハイマー型認知症の脳内で不足するアセチルコリンを増やすことになる。

アルツハイマー型認知症の患者に使ってみると、確かに患者によっては、記憶力が戻ったり、時間と場所の関係がわかるようになったりする。

ただし、欠点がないわけではない。あくまでも対症療法だから、症状の多少の改善はあっても、神経細胞そのものがたくさん壊れてしまう病期の半ばに至れば、効果が期待できなくなる。

しかし、注目すべきことは、特定の薬によって記憶力が戻ったり、脳の働きが活性化することが証明できたことだ。

いままで飲み薬でこれほどはっきり症状が変化したものはなかった。脳の機能改善に薬物療法が可能になってきたことを示す画期的な薬剤である。

逆にいえば、体や頭の使い方でアセチルコリンを増やす方法があれば、脳の機能を改善するために薬を使わなくていいことになる。

１９５０年になると、さらにいくつかの重要な神経伝達物質が発見される。

その一つにノルアドレナリンがある。これは脳内に広く作用して興奮させる方向へ向かわせる。つまり、意識ははっきりし、異常に過敏になったり、性的に興奮した状態になる。その作用する範囲は、脊髄から小脳、大脳皮質、海馬とじつに広い。

ドーパミンはパーキンソン病で有名だが、体をスムーズに動かす作用に影響を持っている。さらに意欲にも影響しており、やる気ホルモンなどとも呼ばれる。

セロトニンはうつ病と深く関係して、視床下部、扁桃体など感情に関係する場所にも影響する。そのために、セロトニンはセックス、体温、食欲、運動機能などにも関係する。最近では精神的な脳の働きにはほとんど関係していると考えられている。現在よく使用されるようになった抗うつ薬のプロザックはセロトニンを増やすように働くことで、うつ病を改善している。

ここまでは脳内の神経伝達物質の話であるが、重要なことは、これらの物質が常に単独で作用しているのではないということだ。

神経細胞には、ほかの部分の神経細胞とのネットワークがあり、単純にこの神経伝達物質が作用すると脳のこの部分にのみ影響がある、とは言えないのだ。

脳の働きを研究するために、いままでは一部分だけを見てきたが、実際には脳はもっとダイナミックに観察しなければならない。

病気では一部分の障害で特別な症状が出るが、頭のよさ、脳の働きとなると、さまざまな連携も考慮しなければいけなくなる。

ただし、現在の医学は、十分に理解できる理論も方法も持っていない。

神経細胞は秒速120メートルという速度で情報を伝達していることがわかっている。このスピードは直接神経細胞の電気的活動を見ていない現在のfMRIの技術では解析できないわけだ。

たとえて言えば、秒速10メートルの車を観察するのに、分単位までしか測定できない機器では、その車の走っている姿は見ることができない、ということだ。

さらに現在では神経伝達物質を介さない神経細胞同士の別の連絡方法があることが推測されている。

いま、私たちが脳の中の機能を見る方法としては、神経細胞そのものを顕微鏡などで眺めること、脳内物質の変化を調べること、などの方法があるが、将来はもっと別な方法で脳の働きを見ることで脳の複雑な機能が解明できていくであろう。

脳は超高速で変化し続けている

現在でも神経学の教科書では「病巣診断」を非常に重要視している。

病巣診断とは、たとえば大脳の中の大きな動脈である右の中大脳《ちゅうだい》動脈が詰まってしまうと、左側の顔から上半身にかけての麻痺、左半身の感覚障害、視野の障害、失認、失行といった症状が起きる。この症状から、脳のどこが詰まったかを診断することだ。

現在ではＣＴやＭＲＩで簡単に脳内の病巣を知ることができるので、脳梗塞を疑ったら即座に検査ということになる。しかし、それまでは病巣診断、すなわち神経学でもあった。

患者の知能低下がどの程度起きるのか、日常生活に脳の機能低下がどう影響を及ぼすのか、そこまで詳しく診るのはごく限られた医療施設だけで、多くは脳のどこそこに病巣があるという診断を下せば、それで診察は終わっていた。

当然、成人の知能低下を診断する適切なテストもない。長谷川式スコアなどもあるが、これは認知症患者の程度を調べるもので、それ以前のごく軽い知能の低下などは、調べる方法がないのが現状である。

古典的な神経学が病巣診断に徹してしまうのは、脳全体の機能がよくわかっていないためにやむを得ない問題なのかもしれない。

古い神経学は、大脳の表面、つまり、皮質の機能だけで脳の機能を診ていた時期もあった。それが脳卒中の診断にいまだに残っている習慣のようなもので、実際の脳ではもっとダイナミックな変化が起きて機能低下を示しているはずだ。

神経伝達物質の低下、大脳基底核や大脳辺縁系《だいのうへんえんけい》などとの連携ネットワークの破壊、本来の脳の機能である神経細胞同士の連絡路が断たれている、などが起きていると考えられるが、そういった問題をあまり取り上げてこなかったのは、それを確認する方法がなかったからだ。

それだけに、どこが壊れるとこの症状が出るといった、1対1の病状と脳の機能局在がもっとも理解しやすいものだったのだ。

神経学は、現在では専門分野が詳細に分かれている。神経伝達物質だけを研究したり、パーキンソン病だけの専門家がいたり、脳卒中でも脳梗塞だけを専門に診ていたりする。医師は病気によって起こされた障害だけを、それも自分たちがいま持っている知識、診断機器でわかる範囲で調べ、治療する傾向にある。

脳の中の電気的な変化をリアルタイムで立体的に映像表示できるような精度の高い画像診断が可能にならないと、高速で変化している脳の本当の変化が見られないので、脳科学研究は大きく進歩しないだろう。

記憶力がいい脳の真実

では、大脳生理学的に言って「頭がいい」というのは、どういう状態なのか。

頭のいい人は確かにいる。それは学校生活で感じてきたことだろう。教科書を1回読むだけで暗記してしまう人、歴史の年表を無理な暗記方法でなくスラスラと覚えている人など、抜群の記憶力を持った友人は確かにいた。記憶力そのものは、人によってかなり差がある。

大学受験ということだけを考えるなら、記憶力がいい人は圧倒的に有利である。

「数学は暗記の学問だ」というのは、予備校の講師が数学の嫌いな学生に言う言葉である。実際に苦手な数学を暗記だけでクリアした人もいる。大学受験とはそんなものなのだ。創造性などを問われたりしないから、暗記の強い人が勝利者となる。記憶力がけっしていいわけではない私は、何度も悔しい思いをした。

医学部でも、解剖学や骨学といった分野で真っ先に要求されることは、とにかく記憶力である。ラテン語でわけのわからない骨の孔《あな》の名前など、丸暗記していたものだ。

しかし、大学受験のときと違って、暗記することはけっして苦痛ではなかった。というのも将来、医者として必要になる知識だと思うと、まるでゲームでもするかのように、限りなく暗記することができるような気がしたのだ。このように動機によって成果に違いが出てくるところが脳の面白いところだ。

大学受験のときには何度やっても覚えられないことが多かったのは、やる気のなさや、その必要性を理解できなかったからだろう。

時に脳は記憶を〝作り出す〟

あなたは３歳以前のことを覚えているだろうか。

覚えていると思うのは、多分あとで親に言われたことが記憶となっているのであって、ナマの記憶ではない。

なぜなら、海馬というところではエピソード記憶に関与し、側頭葉の皮質では事実の記憶をしている。エピソード記憶は昔、どこかへ行ったとか、おいしいものを食べたとかといった体験の記憶である。事実の記憶というのは、言葉の意味や物の名前というような記憶である。

エピソード記憶、意味記憶ともに長期記憶と呼ばれているが、いわゆる一般的に記憶というのは、この長期記憶のことを示している。

しかし、記憶力というと、後述するが、別のことを意味する場合もある。

最初に戻って、なぜ、３歳のときの記憶がないかといえば、この海馬と側頭葉の皮質を結ぶ線維《せんい》（神経細胞から長く伸びた連絡線である軸索）がまだ発達していないので、言葉として記憶を作り出すことができないからだ。

海馬は、ある意味では記憶を〝作り出している〟と考えられる。一時的に記憶を貯めておく場所というだけでなく、大脳皮質へ長期的な記憶になるように常に刺激を送り、次第に忘れていくことのない事実の記憶として〝作っていく〟のだ。

海馬は記憶という建物の足場のようだとも言われるが、それは記憶が完成したときには、海馬という足場は必要がなくなって消えているからだ。それくらい海馬というのは常に構造を変えている。

つまり、神経細胞のネットワークを作り替えているのだ。

長期的な記憶が具体的にどのような仕組みになっているのかは、まだよくわかっていない。仮説では一定の遺伝子のスイッチを入れてニューロン同士のネットワークを変えることで、しっかりした記憶になっているのではないかと言われる。

記憶は感情が左右する

映画を観ても、覚えている映画と、まったく記憶に残らない映画がある。感動した、すごく面白かった、あるいは非常に怖かった、というような感情に訴える映画だったかどうかによってそれは決まってくる。さらに、誰と観たかということも関係する。恋人と一緒に観た映画というのは結構覚えているものだ。

このように記憶には感情が大きく影響を与えていることが、経験的にもわかる。

大脳の中にある扁桃体（57ページ図参照）は、その役目を担っている。感情に訴えるようなことがあると、扁桃体が働き出す。この扁桃体は海馬と密接に連絡を取っているので、扁桃体が刺激されると海馬にも影響し、「この記憶は覚えておいたほうがいい」という命令になるのだ。

海馬自体は記憶のさまざまな情報を振り分ける役目もしているので、その振り分け作業に扁桃体からの刺激が影響するのだ。

このことからも、記憶がいかに感情に左右されるかがよくわかる。それだけに、勉強していて楽しいなどという肯定的な感情が重要だということであろう。

さらに、もっとショッキングなことを経験すると、扁桃体だけではなく脳全体が反応し、瞬間に記憶として脳に残っていく。

ショッキングなシーンは映像として覚えているものだが、そういうときの記憶は脳の広い範囲で記憶されているのだ。

〝報酬〟が脳をよりよく改良していく

さまざまな動物実験で脳の機能の研究が行われている。たとえばサルであれば、テストに正解するとバナナを与えるといった報酬があると、記憶力がよくなることが証明されている。

もちろん、これはバナナという直接的な報酬が重要であるが、人間の場合には脳自体の中に報酬系と呼ばれるところがある。

ドーパミンといわれる脳内物質があり、ある目的を達成して達成感を覚えるのは、このドーパミンのせいだと考えられている。この物質は意欲の素《もと》になるものといわれている。報酬があることで、脳のニューロンが増えることもわかっている。私たちはこういった成功することの快感を記憶し、それがさらに脳をよりよく改良していくことにつながっている。

つまり、目標達成の意欲や、達成したときの報酬（お金が儲かる、出世する）がはっきりしていればいるほどがんばれるのも、こういう脳内の仕組みがあるからだ。

受験勉強でそれがうまく利用できないのは、目的意識の差であるかもしれない。ある目的のために東大に入りたいと強い意志を持って臨む場合と、親が無理やり東大へ行けと言っている場合では、すでに脳の中に差ができているのだ。

自ら決心し、その先のことまで想像できれば、脳はスムーズに記憶力をアップしていくことになるだろう。

仕事力は「ワーキングメモリー」の容量で決まる

ワーキングメモリーとは、電話をかけるときに電話番号を一時的に覚えていたり、辞書で引いた文字を一瞬覚えていて、それを原稿用紙に書くなど、日常のちょっとしたことを記憶し、それを常に使えるようにしている記憶のことだ。

これには大脳の前頭前野が関係している。

この前頭前野はほかの動物に比べ人間のものが圧倒的に大きい。これは、人間の脳の機能としてもっとも特徴的なところかもしれない。

これが重要な意味を持つのは、未来の記憶にもなるからだ。

いま起きていることをたくさん記憶し、それを過去の事実と比較することができる。この道のここから先は危険が待っていると思い出せれば、その先には進まないだろう。比較検討できるから、同じ失敗をしなくてすむのだ。人間が進化してきた過程で、このワーキングメモリーが発達したことで、先を読めるようになってきたのだ。

この能力は個人差が大きい。一時的な記憶力がいいというタイプの人は、脳の作業スペースが大きいことになる。一方、いろいろなことを覚えている人は、脳の記憶の引き出しが大きいということになる。

両方の機能がいいと、ワーキングメモリーが効率よく働き、それを海馬に送り込んで、しっかりした記憶を作り上げることができるのだろう。

脳が個性的である理由

記憶に関係することは、いままでに述べてきたことだけはない。もちろん、脳のほかの場所も関係している。

従来の考えでは、記憶はかなり分別されて大脳にしまい込まれているように考えられてきた。確かに一部の記憶、顔の記憶などは、特定の場所があるという説もあるが、それ以上に重要なのは、脳のネットワークの作り方には個性があり、それが人間の脳の個性となって、いわゆる〝心〟になっていると考えられることだ。

基本的な記憶のメカニズムがあったとしても、人によってその活用方法はさまざまなために、記憶力のいい脳はこうなのだと言えない。

この章の冒頭でも述べたように、解剖学的には、頭のいい脳というのはまだよくわからない。解剖される脳、つまり、すでに死んでしまった脳のネットワークは、電源が切れてしまってネオンサインが消えた街の風景と同じだ、ネオンサインが明るく輝く街がどんなであったのか、想像もできない。

さらにそのネオンの特徴も人によって非常に差があるから、どれが一番いいのかなどということもわからない。

「頭のいい脳」というのは確かにあるだろう。しかし、私たちは、いまだにその全容はつかめないでいる。

第4章

これからの時代に求められる真の「頭のよさ」とは

賢い人間は、愚者が賢者から学ぶよりも多くのことを愚者から学びとる

——大カトー

そもそも「頭のよさ」は測れるもの？

頭のいい脳とはどういうものか、解剖学的な違いがはっきりしていない。だから頭のよさはなんらかのテストで示す必要がある。

さらに最近ではＡＩの登場によって、従来考えられていた知能の評価では難しくなりつつある。従来の論理的な思考方法ではディープラーニング（深層学習）といわれるＡＩの機械学習の方法を人間は理解できない。

それでも、人間の脳に対してはなんらかの評価方法が必要であり、いまだに知能テストが使われている。

しかし、ＩＱ（知能指数）は本当に頭のよさを見ているものなのだろうか。ＩＱが高い人が必ずしも社会で成功しているとは限らないのは、みんな経験的に知っている。

いわゆる頭がいい人が経済的にも社会的にも恵まれるとは限らないにもかかわらず、私たちは、頭がいいとは？ という疑問に、さまざまなテストとの関連で、なんとかそれに答えようとしてきた。

全米では大学に進学する生徒は学業評価試験SAT（Scholastic Assessment Test）や米国大学入学試験（American College Test＝ACT）で大学受験のチェックをしているが、この試験得点と社会的な成功の度合いは一致するとしている。つまり、なんらかの尺度を持って、ある人の社会的成功の予測をしているのだ。

では「頭がいい」とはつまり、社会的に成功する、地位の高い仕事に就く、収入が多いということなのだろうか。

現在、一般的に使われている知能テストは、フランス人のビネーとシモンが作ったものだ。言語能力、理解力、言葉の関係を調べるもので、1905年に作られた。現在ではその改良版ともいうべきスタンフォード＝ビネー知能テストが使われている。

しかし、そもそも知能テストを作った意味は、勉強の成績を予測するテストであった。つまり、知能テストというのは、創造性とか総合判断の能力といった、社会で必要になるような能力をチェックしているのではなく、いかに受験勉強に向いているかを調べているようなものである。

知能テストと学校の成績は、0・4から0・6の相関、つまり、かなり関係が高いということがいえるのだ。大ざっぱにいえば、50％くらいは予測できる。しかし、それでも残りの半分は、知能テストでも予測できないということになる。

さらに社会での成功ということになると、10％くらいしか一致しないとされる。90％は、それ以外の要素で成功者が決まってくるということだ。

知能テストは文化が違えば評価も違ってくるし、テストを受ける状況でも変化することがわかっている。つまり、頭のよさや社会での適応性のようなものを見るにはまったく不十分なテストなのだ。「頭のよさ」を測るには、もっと別の尺度が必要だろう。

知能を二つの因子で見る考え方もある。イギリスの心理学者スピアマンによれば、まず一般知能g（General intelligence factor）という因子があり、人間の知能はさまざまな知的能力の組み合わせに見えるが、その基礎に知能そのものを特徴づける因子gがあるという。もう一つは特殊知能sといい、課題ごとに異なる特殊な因子であるとしている。

ただし、一方でその説には批判もあって、これらの因子はあくまで文化が作り出したものだとする意見もある。

ＩＱが高いとはどういうことか

ＩＱが高い人間は脳を効率よく使えるので、脳のエネルギーを少ししか使用しない。つまり、エネルギーの効率がいいことは、客観的な脳の機能のよさを証明していることになる。

この事実は、ＩＱ自体に問題があるにしても、脳の機能を測るなんらかの指標にはなりうるということを意味する。

ＩＱのよさは、どの程度遺伝するものであろうか。

ミネソタ大学のプシャードの研究によれば、一卵性、二卵性双生児を対象にした調査では、子供のときには遺伝的なＩＱは40％の影響があるが、大人になるほどその影響力を増し、最終的には80％に達するという。

一見、この結果は一般的な考え方とは逆のような気がするが、そうではない。

子供のときの環境はあまりＩＱには影響しない、というのは、あくまで与えられた環境であって、少なくとも自分で選択したものではない、それが大人になるにつれて次第に自分で環境を選んでいくようになる。つまり、遺伝子の命令がそうさせていると考えられる。

これを裏づけるようなエピソードがある。P・ヘイマーとP・コープランドの2人が『遺伝子があなたをそうさせる』（草思社）で述べているが、一卵性双生児が誕生時に引き離されて39歳のときに再会した。もちろん、肉体的には似ていたが、それより社会的な類似点があった。離婚歴が2人にあり、最初の妻の名前がリンダ、2回目の妻の名前がベティで、まったく同じだった。さらに息子の名前、犬の名前まで一致していたのだ。これは偶然の一致もあるかもしれないが、遺伝子の影響がかなり強いと考えるべきなのだろう。

ここから導き出されることは、遺伝子が身体だけでなく、社会生活にまで大きく影響しているということである。

前述したように、遺伝子による脳の設計図は存在しないが、もっと別な因子が脳を規定しているのかもしれない。

現実に、IQは先進国では次第に上がってきている。たかが数十年のタームでの変化であるから、遺伝子変化によって、いわゆる頭のいい脳に変化しているとは考えられない。なんらかの環境因子が大きく作用していると考えるのが妥当であろう。

先ほどの例とは矛盾を感じるかもしれないが、ＩＱ自体にはかなりの部分で遺伝子が関係し、それを変化させるのは確かに環境であると言える。

ということは、ＩＱの低い人であっても、教育によってその数値が上がる可能性があると考えるべきなのだろう。

「新しい知能」の考え方

ＩＱだけでは人間の能力を知ることはできないとハーバード大学のＨ・ガードナーは言う。知能というものを知能テストで定義すること自体がおかしいという指摘である。

彼は研究の中で、知能を「ある文化で価値とされる問題を解決したり、価値があるとされるものを生み出す潜在的な能力」と定義した。

前述したように、知能テストはいまの学習という仕組みの中で、効率よく学んでいく能力があるかどうかを見ているにすぎない。社会に出てからの問題解決能力や創造的な能力をチェックしているわけでもなく、絵がうまい人間の潜在的な能力を探り出せるものではない。

そこでガードナーは知能を8種類に分類した。

①言語的能力
②論理数学的能力
③音楽的能力
④空間的能力
⑤身体運動的能力
　プロのスポーツ選手、ダンサーなど
⑥対人的能力
　他人の気持ちを推測して、察知する
⑦個人内の能力
　自分の気持ちを認識し、行動をコントロールできる能力
⑧自然界のものを認識・分類する能力

1980年代後半に心理学者のピーター・サロベイとジョン・メイヤーが共感力、自己認識力、情動の調整能力をEQ（情緒的能力）と呼んで話題になった。ここでは⑥と⑦、⑧がEQに当たる。

その後、EQはよく知られるようになり、EQを高めることで現代社会の問題でもある暴力や夫婦間の問題、薬物乱用などを解決できると考えるようになった。

しかし、ある意味では常識的な意味でしかなく、どうも本質的な解決方法にはならないように思える。

ガードナーの考え方は、身体的能力や音楽、空間能力を知能と考えているところが新しい。いままではあまりに学習能力という視点で知能を考えてきたところに限界があったし、それらを才能として見てしまい、知能であるとは評価していなかったのだ。

それだけに、心理学者などはさまざまに視点を広げて、人間の知能をもっと広く見ていこうとしている。

人間は動物より頭がいいのか

ネズミと人間を比べれば、もちろん人間のほうが知能は高いと思うだろう。しかし、実験の種類によっては、そうとはいえない結果にもなる。

たとえば、餌を得るためにある反応をさせるという実験だ。餌を取るのにレバーを押すとか、円盤をつつくというような方法で一定時間にきちんと反応できるようになるまでの経験回数を、さまざまな動物で比較すると、必ずしも人が一番ではなく、ミツバチがその上に行ってしまう。

記憶をいかに保持しているかという実験ではさすがに人が上にくるが、要するに知能といっても、その調べ方や動物の特異能力で見れば、必ずしも人間は上位に位置しないのだ。視覚的な識別能力だけを見れば、人間は鷲《わし》にはかなわないし、嗅覚では犬に劣っている。現在の知能テストは、人間の限られた能力を見ているにすぎない。あるいは「知能」の捉え方に幅がない、ということかもしれない。

「偏差値の高さ」と「頭のよさ」はどこまで関係する?

大学受験などの模擬試験で使用されるテストの偏差値は、「頭がいい」ことと関係があるのだろうか。

「あいつは偏差値が高い」と言うが、はたして、それは顔がいいことと同義と考えていいのだろうか。

偏差値はテストの得点や平均点から求められるが、その便利なところは、自分の苦手科目がわかったり、全体の中での順位を知ることができて、集団の中での勉強の成果を判定できるところだろう。さらに、受験校のレベルと自分の成績を比較して、合否の推測ができることだ。

しかし、この数字はあくまでもテストの点数から算出されたもので、人間の脳や特性、個性などを見ているものではない。

つまり、ＩＱは勉強をするうえで、どれくらいそれに向いているかをチェックしたものであり、偏差値はテスト結果を客観的に見る方法でしかない。

偏差値の高い大学に入ること＝偏差値が高いことであるから、そのへんを「頭のよさ」とからめてどう捉えるかは、個人の価値基準によるだろう。

前述したように、ＩＱでは人間の脳の価値や能力を判断するには不十分であることは理解いただけたと思うが、偏差値も同様に単なる一つの基準にすぎず、広い意味で「頭がいい」こととは関係がない。

そうはいっても、教育ということを考えれば、人間の能力をなんらかの方法で評価し、分類して、それを教育成果の指標にしていく必要はあると考える人は多いだろう。問題は何を評価の対象にするかだ。

有名な大学に入るということを頭のよさとして評価するなら、ＩＱと偏差値である程度は予測もできる。しかし、社会での人間の活動全般の中から、有意義なこと、社会貢献できること、創造的なことなどを含めて評価するなら、偏差値もＩＱもまったく意味を持ってこない。

偏差値優先で日本の教育が行われ、現状では海外に比べて突出した能力を持った子供が少なくなってきていることから、現在の偏差値主義は社会の要求する人間を作り出しているとはいえない。

まず、勉強をしていく学生たちの価値観を変えること、さらに評価する側も、偏差値という統計学では出てこない、落ちこぼれ、平均からはずれる人の能力まで評価できるシステムを作り出さねばなるまい。

「右脳タイプは天才」という誤認

能力開発イコール右脳の潜在的能力の開発であるといわれている。

確かに突出した能力を示すサヴァン症候群では、右脳の能力が異常に優れているケースが多いようである。絵画や音楽での特殊な才能はそれを示している。その代わり、言語能力に欠如した部分があったりする。

しかし、一般的に天才と呼ばれる人、たとえばＩＱが異常に高い場合などは、右脳だけの能力では説明できない。

左脳系の論理思考や数学的能力が優れていなければ、ＩＱテストではいい成績が取れないであろうから、右脳タイプが天才ということではない。

では、なぜ右脳が優れていることが天才の条件のようにいわれるようになったのか。それは、ごく最近まで、右脳の能力自体があまり評価されてこなかったという歴史が関与しているだろう。

事実、実社会で活躍するための総合判断能力や直感というものは、左脳の数値的な価値判断では出しにくいものだ。

とはいえ、右脳だけが優れていればいい、というわけではない。バランスのよさこそ社会へ出ていって成功する能力でもある。

芸術家なら能力に偏りがあってもいいかもしれないが、会社経営能力では左右の脳のバランスが取れて、直感と論理的思考をうまく使い分けができることが必要になる。これこそ私たちが求めている「頭のよさ」に近いのではないだろうか。

東大医学部卒は本当にエリートなのか

いま、もっとも「頭のいい」大学の学部といえば東京大学理科三類（医学部）だろう。確かに大学受験での偏差値は一番高い。では、その「頭のいい」人たちは、どれほど医学に貢献しているのだろうか。

少なくとも過去には、東大医学部卒でノーベル賞を受賞した人は出ていない。

では、東大病院の医療が患者の視点から見て最高であると評価されているであろうか。これも残念ながら「ノー」という答えであろう。

このように「最高の脳」をもってしても、その目的である最高の医療が行えないのは、現在の医療システムにも問題があるだろう。また、偏差値という評価基準で選んだ「最高の脳」が必ずしも最高の医療を実現できる能力を備えていないということかもしれない。

大胆な発想を認める組織ができていないことと、そんな閉鎖的で自由のない環境に甘んじてしまう東大医学部を出た医者たちにも問題がある。

現実に、彼らは少し我慢して医者を続ければ、全国に作り上げた学閥を使って地方の国立大学医学部の教授になれるし、大きな公立病院の院長のポストが待っている。

「頭がいい」医学生は、医者の組織に組み込まれると、善悪、改革といった医師としてのモラルが見えなくなり、結局、先輩たちが作り上げた組織に中に身を置くことしかできなくなる傾向がある。

そんな脳を、はたして「頭がいい」というのであろうか。

医学生だけの問題ではない。

立花隆はかつて『東大生はバカになったか』（文藝春秋）で、東大法学部の崩壊を強烈に論じた。とくに教養課程の崩壊はひどく、彼らは勉強をすること自体にしか意味を見いだせず、教養を身につけても、常識ある能力にはほど遠いと直言する。いまは多少変わったようだが、司法試験、公務員試験、外交官試験志望者がほとんどで、司法試験受験者は大学受験勉強の延長として、大学が終わると、その足で司法試験の予備校に通っていたという。

東大の法学部を出た官僚がスキャンダルを起こしても、東大法学部の教授たちは、自分たちの教育は100%正しいと信じている集団だという。受験勉強の勝利者は大学に入ってからもさまざまな試験で勝ち続け、そこでは人間性は評価されない。

人間性や善悪の価値判断ができない人間が法を司るのは、おかしくないだろうか。

私たちが「頭がいい」と信じている東大生の実態はこのようなものだ。

医学部でもっとも必要なものは、患者への思いやりの心であろう。東大医学部の目的は、臨床医を作り出すことではなく、医学界における指導者や研究者を作り出すことだとしても、医学の本来の目的が患者のためにあるという基本に立つなら、やはり患者の心を知ることができない医者は不完全な医者といえるであろう。

東大医学部は、いまだに全国の医学部や学会に絶大な影響力を持つ。その結果は、いまの日本の医療の現状を見ればよくわかる。

東大医学部の医学生たちは、「よき医者になる」とか、「患者さんのために」という意識をどれほど持って医学部に入ったのだろうか。これは他大の医学部でも同じことであろうが、彼らの意識の低さが、結局、卒業して医者になってからの医療行為に当然のように影響してくる。

学校の勉強ができるだけで東大医学部へ行き、当然のように医者になることは、患者にとってけっしていいことではないのだ。日本の受験システムを改めていかねば、医療自体も永久に変わっていくことができない。

しかし、そうはいっても、私たちの頭の中からは、東大医学部といえば日本の最高エリート集団である、という意識は消え去らない。私たち自身が東大医学部への幻想を捨て去らない限り、「東大医学部へ行く人は頭がいい」という固定観念はなくならないだろう。

やはり、患者の声に耳を傾け、誠実な医療を行える医者こそ、医者として「頭がいい」人であるはずだ。私たちがそういった視点で医者を見ることができるようになれば、「東大医学部は最高である」という幻想は打ち砕かれ、医療も患者の手に戻ってくるはずである。

時代によって移り変わる「頭のよさ」

頭のよさの定義は絶対的なものではない。ＩＱが不十分な評価方法であることは前述したし、社会的な成功率との一致も完全にはしないことは、もうおわかりだろう。

計算ができ、言葉をたくさん覚えることが頭がいいと思うのは大学受験まであり、そこから先の能力となると、まったく違ったものである。

時代背景の変遷によっても頭のよさの定義は変わってくる。

従順で、先生の言うことをきっちり覚えていく生徒や学生が頭がいいと思われていた時代もあった。

しかし、そういった批判能力のない人は、社会に出ても独自性がなく、なかなか社会貢献とか、実業家として成功することはできないものだ。

田中角栄のように学歴が低くても総理大臣になる人間もいる。彼のような人脈作りに天才的な能力を発揮できる場合は、一般的な価値観からすれば、単純に頭がいいとは言わないだろう。

しかし、自らが求めた総理大臣という地位にまで上り詰めたという事実は、結果的に田中角栄の「頭のよさ」を証明したともいえる。

世の中で活躍するということを「頭のよさ」の一つの定義として見るなら、学歴はまったく関係なくなってくるし、むしろ常識の範疇《はんちゅう》からはずれている人にこそ本当の能力があるように思える。とくに芸術や音楽の分野では、ＩＱだけでは測り切れない能力があり、それを見いだすシステムやチャンスが必要であろう。

しかし、日本ではいまや芸術すら権威的になってしまい、とくに美術の世界では公募展に入選するには、それを審査する派閥に所属して絵を習わねばならない。

オリジナル性の高い芸術作品を作ることが本来の芸術家であろうが、日本ではそれができにくい側面があるのも事実だ。

残念ながら、現実社会では広い意味での頭のいい人を的確に評価できていない。それは芸術だけではなく、科学研究分野でも同じことである。突然ノーベル賞を受賞したことで、日本にもこれほど優秀な人がいたのかと初めて気がつく社会である。

頭のよさを偏差値やＩＱだけで評価する社会は、それだけ未熟な社会であり、それが現在の日本なのであろう。

個人が行った業績が、いかに社会に貢献し、多くの人のためになり、新しいものを生み出しているか、といったことを評価しなければ、本来、人間の持つ優れた能力を見いだすことはできない。

頭がいいということは、その時代によって評価が変化していくものであろうが、いずれにせよ、あらゆる個性がもっと柔軟に見いだされ、評価されるべきであろう。

学歴社会崩壊後の「知」の新基準

私は大学病院を辞めてから、さまざまな場所で活躍する人たちを見てきた。テレビ局で番組を作る人、海外で仕事をする人、自分の発想で会社を興して成功している人など、じつにさまざまな人がいた。

そこでは学歴もＩＱの高さもまったく関係ない。みんな自分の夢を実現するためにじつにイキイキと努力している。

小学生の頃から、試験の成績がいいことが「頭がいい」ことで、有名大学に入学することがもっとも重要だと教育されてきた私にとっては、じつに大きな驚きであった。

人間にはこんなさまざまな生き方があることをもっと早く教えてほしかったし、知るべきだったと後悔した。

大学病院という閉鎖した社会にいたなら、けっしてそんなことは知らないままでいただろう。

いまだに大学病院では、研究論文の数で医者たちの能力が評価され、その数が多ければ多いほど「頭がいい」医者と見られている。さらに自分の上司である主任教授とうまくやっていくために、ひたすらへつらい、イエスマンに徹することこそが、「頭がいい」医者になる唯一の手段なのだ。

むろん、これは患者が求める、いい意味での「頭がいい」医者の姿ではない。それがわかっていながら、大学病院内部にいる医者は、現状のシステムゆえ、なかなか改めることができない。

外からそれを眺める立場になると、たとえ東大医学部を出た医者であっても、求めていることやレベルは違っていたとしても、その構図はまったく同じだとわかってくる。偏差値という尺度が医学部偏重主義を作り出し、その価値観は医者になっても続いているのだ。

これは医学部に限ったことではない。日本の社会全体がどうしても偏差値を中心とした卒業大学のブランドという価値観で「頭のよさ」を見てしまいがちなのだ。

「あの人は東大を出ている」「有名大学を出て一流商社に入った」「高校時代から頭がよくて、常に学年のトップだった」など、そんな見方で人間をいまだに評価している。

人間の価値は、従来の「頭のよさ」では判断できないことは、これまで繰り返し述べてきた。創造性や社会への貢献度、芸術家であれば独創性など、そういった数字では表せないものを「頭のよさ」の基準に入れていかねばならない。

さらに、心の温かさ、人を和ませる能力、協調性、豊かな教養、人生を楽しむテクニック……そんなものまでが「頭のよさ」の要素となっていくべきであろう。

学歴偏重社会は、私たちの価値観の変化によってはじめて、崩壊していく。

社会で活躍できるのは、偏差値、ＩＱで評価された脳だけではなく、豊かな個性のある脳であることが理解できれば、もっと別の勉強方法、頭の育て方があることが見えてくるはずである。

第5章

自分に合った「頭のよさ」をつくる

忘却なくして幸福はあり得ない

――Ａ・モーロワ

自分の脳の個性を知る

脳の個性とは、ある状況で、ある情報に直面して、その人がとっさに起こす行動といってもいいだろう。

もし、川でだれかが溺れているのを発見したとき、あなたはどんな行動を示すだろうか。そのまま助けようともしないで立ち去る、あるいはだれかを呼びに行く、自ら飛び込んで助けるなど、さまざまな選択がある。

どれを選ぶかは、その人の脳に刻まれた記憶と、次の場面への想定能力が関係してくる。自分は泳げないので、ここで飛び込んでも助けることはできないという判断を下したとしても、それはあなたの脳がそう判断したことになる。

人道主義者であれば、自分が泳げる泳げないには関係なく、扁桃体が興奮して、即座に飛び込むという行動を起こさせるかもしれない。

行動を起こす前に、脳はさまざまな推測をし、決断を下すのだ。

それこそが脳の個性であろう。

ここからわかることは、自分の脳の個性というのは過去の記憶や体験が大きく影響してくるということだ。

もちろん、学習によって記憶の量をアップしておけば、さまざまな場面での決断、行動も違ってくる。

能力を十分に活用した生き方とは、結局、自分の脳が何をするのに向いているかを早く知ることであろう。

だれかがそれを指南してくれればよいのだが、人生においてあなたの能力を見抜き、どう生きればいいかを教えてくれる人は、まず現れないと思っておいたほうがいい。

例外的に、天才と呼ばれる人は若いうちから目立った能力を発揮するので、中学生のときに描いた絵を有能な画家が見て、その才能を見抜くというケースもある。

しかし、多くの人にとって能力の差は大学までは学業成績の差であることがほとんどだ。

それはあくまでも受験や資格を取るための能力であって、社会に出て自分の脳がどう役立つのか、何に向いているのかを知る方法にはならない。

脳の個性は、時には非社会的であったり、協調性がないために排除され、認められないものであったりする。

他人より優れた能力であれば、どこかで目立ったものとして自分でも気がつくかもしれない。しかし、自分の能力の中で何が一番いいのかは、なかなか気がつくことがない。

結局、多くの体験によって自分の脳に合ったものを自分自身で探していくしかないのだ。やっていて苦痛のないことであれば、脳の中でそれを受け入れる枠組みができていたことになるから、能力をもっと活かせる可能性がある。

料理などにはまったく興味がなかった人が、おいしいレストランで食事をしていくうちに自分でも作りたくなり、作ってみると他人からおいしいと評価されて、自分の料理の才能に気がつくこともある。

苦痛なく自分の能力を発見していくには、興味を持ったことを徹底的にやってみることだ。そこに自分の脳が共感するものさえ見いだせれば、個性ある脳を発見できるはずである。

いくつになっても脳細胞は増やせる

脳は作り替えることができる、というのが最近の大脳生理学の考え方である。

以前は脳神経細胞は減っていくばかりであるから、できるだけそのスピードを落とそうという考え方であった。

しかし、現在はもっと積極的に、脳神経細胞そのものを増やしていこうという考えがある。これは海馬などの脳神経細胞は、いくつになっても頭を使うことで増えている事実がわかってきたからだ。

医学常識の「神経細胞は再生しない」という考えは大きく変化した。

脳神経細胞を増やすには、頭を積極的に使っていくのが一番なのである。

新しいことに取り組んでいく創造的な活動をしていくことこそ、脳を作り替えていく最大のポイントである。

肉体改造は筋肉を鍛えることによって可能であるが、脳もまったくそれと同じことが可能である。頭を使うことで、脳細胞を増やしていくことが可能であると証明されているのだ。

もちろん、食事によって脳神経細胞のエネルギーや、神経細胞を活性化するものを補給することも意味があるだろう。神経伝達物質を増やすように働く食事があればそれを摂るべきであろうが、なかなか食事だけでは補うことはできない。

それより重要なことは、やはり、新しいものを作り出す努力をすることだ。創造することが、もっとも大切なことである。

創造といっても芸術的な意味だけでなく、新しい人間関係、新しい話題を考えたり、ただテレビを見ているのではなく反論してみたりと、能動的な行動もある種の創造と考えて実践していくべきだろう。

新しい脳内ネットワークを作り出す二つの条件

脳神経細胞を増やすだけでは、むろん脳はよくならない。神経細胞同士の結合、つまりネットワークをできるだけ作り上げることこそ、頭をよくする唯一の方法である。

それには、繰り返し神経細胞を刺激し、ネットワークを作り上げる必要がある。基本的には、同じことの繰り返しによってネットワークはできあがっていく。しかし、さらにそのネットワークを強くするには、感情的なものを付加する必要がある。

つまり、なぜ、それを覚えなければいけないのか、という動機である。試験に受かりたい、この資格を取れば新しい仕事ができるなど、自分にとってメリットがあることを付け加えることによって、脳をより効率よく働かせ、さらに使いやすい脳に変化させることができる。

しかし、動機づけだけでは、まだ脳を働かせるには弱い。

有名大学に合格したいと思って受験勉強をしていた人も多いであろう。それでもなかなか学業の成績がアップしなかったのは、そういった意欲だけでは脳の中の優先順位としては弱いからだ。

おそらく、もっとも優先すべきは、欲望や恐怖などといった本能にからんだものであろうが、そういったものは普段、大脳皮質の冷静な分析で抑えてしまうから直接勉強をする刺激とはならず、ネットワークを作り上げるきっかけにはなりにくい。

だから現実的なレベルで言えば、いま、自分がやろうとしていることにどれだけ興味を持てるか、になってくるであろう。

英語を勉強していても、受験のためにがんばるという場合と、英語が本当に楽しいと思って勉強するのでは、脳の中ではまったく違ってきてしまう。

脳は、楽しい、興味を持っている、という情報を優先し、そちらへ働きやすく変化する。ネットワークはそうしてはじめて強いものになっていく。

がんばるというのは脳への強制であるから、意識ではやる気を見せても、実際の脳の反応は弱いものになってしまう。やる気や動機によってアクセルを踏み込むが、脳の中では拒否的な部分が残って、同時にブレーキを踏んでいるようなもの。受験勉強、資格を取るための勉強は、このアクセルとブレーキを同時に踏んでいる状況である。これでは無駄なエネルギーを浪費するだけで、脳は能率よく働いていかない。

目的とする仕事が好きであったり、好奇心が満たされるものであったり、本当にやりたいと思っているからこそ、脳が最大の能力を発揮し、ネットワークを作り上げていくのだ。

なぜ、ノーベル賞を取った人たちは超人的な努力ができたのだろうか。それは自分がやっている研究が面白くて仕方がなかったのだ。そこには名誉、金、出世など関係ないレベルでの意欲が存在したから、努力を続けることができたのだ。

仕事や研究に打ち込んでいると、一睡もしないで研究に没頭するとか、家に何日も帰らないでずっと仕事をする人がいるが、本人にしてみれば、それは苦痛ではなく、逆にもっとも楽しい時間なのだ。

そこまで自分をのめり込ませることができれば、脳は自然にネットワークを作り、気がついたら本当の意味で頭のいい脳になっているのだろう。

“運動”が頭をよくする

アルツハイマー型認知症の予防に、適度な運動がいいことがわかってきた。

適度な運動とは、1日20分くらいのジョギングか、速歩きである。それがなぜアルツハイマー型認知症の予防になるのかはまだ解明されていない。ただ、多くの統計的な解析によって証明されたことである。かといって、運動をたくさんすればいいというわけではない。過激な運動は過酸化物質を作り出し、それが遺伝子を破壊するから、体にとってマイナスになってしまう。

あくまでも適度な運動を行うことが大切である。

研究者によっては、運動そのものから脳を活性化する物質が生まれていると推測する人もいるが、まだ本当のところはわからない。

プロのスポーツ選手は、体を鍛えていくことと、ゲームで勝っていくことで、脳自体が作り直されて、いわゆる頭のいい脳になっていく。

というのも、運動機能には小脳が大きく影響しているが、最近では小脳は運動機能だけでなく、人とうまくつきあっていくうえでの行動のバランスを取る中枢であると考えられ始めているからだ。

「頭がいい」ということは、何もＩＱが高いことや創造的な能力が優れているだけではないということだ。

スポーツ選手は経験を積み重ねることで社会性や人間性も豊かになっていく。

大リーグで活躍していたイチローを見ていれば、明らかに日本で活躍していたときと違って、話すことや態度にも風格や落ち着きが感じられ、話の内容も以前よりずっと味わい深いものになっているのがわかるだろう。

それは、場慣れしたというだけの理由ではないはずだ。厳しい練習、試合での緊張感、成功したことによる自信など、さまざまな要素によって、脳自体が以前のものとは比べものにならないほど変化しているのだ。

人気のある選手は、ただ単に強いとか、うまいというだけではなく、人間ができあがっていくから人気選手になるのであろう。

その意味でも、運動は脳を作り、頭をよくしていくということが実証される。

〝恋愛〟が脳を鍛える

「頭がいい」というのは、IQや偏差値で推し量るには限界があることは理解していただけたはずだ。

人間の社会でいかにうまく生きていくかも、同じように「頭がいい」生き方になる。人間社会をうまく生きていけるだけでも、高収入を得たり、社会的に恵まれた地位に就いたり、いい友人に恵まれたりする。

頭を鍛え、よりよいものにする一番簡単な方法は、体験であろう。

多くの体験を経てきた脳は、それだけでも価値がある脳といえる。

しかし、一般の人が普通ではできないような経験を自ら望んでも、そうそう簡単にできることではない。

ところが、多くの人が体験でき、脳を鍛えることができる「経験」がある。それが恋愛だ。

恋愛はいやおうなく脳をギリギリのところに追いやるものだ。別れるほうがいいのか、この人とつきあっていったほうがいいのかとさんざん悩む。困難が多い恋ほど苦しくもあるが、それを乗り越えた愛は、より強い絆になる。

恋愛こそ、脳を鍛え、より社会性のある（その行動が一時的に反社会的になろうとも）脳に作り替えていく手段である。

われわれはなぜ人を好きになるのか、といった問いに対する明確な答えはない。なぜ、目の前の人だけを、時には一目見た瞬間に好きになってしまうのか——。脳の中の出来事は完全には解き明かされていない。

しかし、恋愛によってさまざまな想定をする。結婚すればこんなメリットがある。ここで別れてしまえばこんな不幸が待っている。打算的であろうとなかろうと、さまざまな想像をして、脳の機能は限界近くまで働いているのである。

恋愛をすれば、だれもが詩人になるといわれるのも、脳の中ではさまざまな思いや詩ができあがるからだ。その詩を声に出す出さないにかかわらず、脳は激しく働いている。

失恋して失望感で何をする意欲もなくなってしまうのは、その喪失感だけではなく、脳がエネルギーを使い果たし、神経伝達物質も枯渇し、十分に働かなくなったことを意味しているのかもしれない。

あるいは、そうなることによって、神経伝達物質が新しく再生し、受容体も活性化することで、失恋のつらさから次第に立ち直っていくのであろう。

あなたにまだ人を好きになるエネルギーが残っているとするなら、まだまだ脳を鍛え直して頭をよくすることができるのだ。

「社会脳」の必要性

人の心はどこにあるかという問いに、さまざまな答えがあった。しかし、大脳生理学の研究が進むことにより、脳の中の化学的な変化は神経細胞同士のネットワークなどが作り出すものであることが次第に明らかにされてきている。

それでも心理分析と脳内の化学的な変化を関連づけて考えることはあまり行われてこなかった。また、「頭がいい」ということに関しても、ＩＱなどの指標でしか見ることができず、脳の中の変化との関連はわからないままでいた。

しかし、次第に脳の中の変化をリアルタイムで分析できるようになってくると、漠然としていた心や知能といった問題に関して、科学的な解析ができるようになった。

統合失調症での研究では、なかなか脳の中の化学的性質の違いがわからず、どちらかといえば病状分類に終始していた。大阪大学大学院の中澤敬信准教授らは、統合失調症の発症に脳内タンパク質の不足が関係していることを、動物実験で突きとめた。まだ詳しい検討が必要であるが、少なくとも、こういった生化学的な原因らしいものが見つかってきたことは、脳を科学的に捉える意味で大きな進歩であろう。

研究がさらに進めば、人間の行動そのものが、どんなふうに脳に支配されているかも明らかにされるであろう。

脳の仕組みが次第に解明されるにしたがって、AIに応用されるようになるだろう。それでも人間の脳をすべてAIに置き換えることは難しい。前述したようにシンギュラリティは起きないと考えると、まだまだ人間の脳は必要であり、頭がいい脳はやはり重要なことである。

ただ、その定義も意味も変化していくことは間違いない。

いままでは頭がいいことが受験で有利だった。それは一般的には記憶力がいいということだった。しかし、記憶力に頼るのは、コンピューターの出現によって、あまり意味がなくなった。単純な記憶の多くが脳の外で蓄えられる状況になったからだ。

友人の電話番号や住所を暗記する必要はなく、漢字がわからなくとも、スマホで調べればいい。計算も計算機にまかせてしまえばいいわけだ。

人間の脳の機能の一部は機械まかせでもなんら問題がないのは、そんな時代になって20年以上経過しているにもかかわらず、私たちは普通に生活しているからで、新しい時代の生き方はあるにしても、脳にとってはそれほどのマイナス面はないということだろう。

ＡＩの登場により、なくなってしまう職業もあると言われているが、時代の変化でまた新たに必要になる職種もあって、すべての仕事がＡＩに取って代わられるわけではない。

単純な記憶や機能はＡＩなり機械にまかせるとすれば、私たちがいままで考えていた「頭がいい」は、存在価値がなくなってくる。と同時に、そんな時代でも必要とされる脳の機能とはなんであろうか。

脳の重要な機能が単に情報を処理するということであれば、もはや人間の脳が活躍する場は少なくなっている。

ＡＩと人間の脳の最大の違いは、新しい価値を作り出せるかどうか、ということであろう。

単純に考えれば、いままでにない新しい商品を考え出せるのは、まだまだ人間にしかできない。

あるいは人間関係というものを作り出すのも、人間にしかできない。

ＡＩ同士の連携で新しい価値を作り出すことは、いまのコンピューターの仕組みから考えると不可能だからである。

むしろ人間関係という曖昧なものこそが人間的であり、それこそが新しい価値であるかもしれない。

人生１００年時代、仕事をしない老後の人生が40年近くになっていく。

学問や仕事での脳は、かつては処理能力の速い脳が優れていたのだろうが、これから多くのそういった能力がＡＩに置き換わってしまうと、人間の持つ個性豊かな能力（多彩な価値観）こそ、むしろ残された機能であり、ＡＩに優越性が持てる能力になってくるだろう。

人と仲良くコミュニケーションが取れるというごく当たり前の能力こそ、人生１００年時代を生きられる能力である。

それを社会性のある脳、「社会脳」と呼んでいいかもしれない。

祖先が狩りをして生きているとき、大きな獲物が捕れる場所を記憶していたり、危険を察知する能力が優れていたり、腕力が強いことで優位に立てていた。しかし、いまやそれらの多くが機械やＡＩに代わってしまった。

競争して生き残ることに価値を見いだしていた時代は終わった。

人生を楽しめること、人生の中に新しい楽しみを見つけられること、創造できること、それらを含めて私は社会脳と呼びたい。

社会脳をいかに人生の後半に活かせるか。いまからそれを作り上げていく必要があるのだ。

人生１００年時代に適応していける脳とは

仕事だけを中心に考えてきた生活も、さらに長期戦になってくるのであれば、その先の人生を楽しむことが重要になってくる。それができなければ、頭がいいということにはならない。

人生後半何をしていいのかわからない、それではいくら仕事ができた人であっても頭がいいとはとても言えないだろう。

会社員であれば出世しても、定年後どう生きるのか、それを自分で目標設定できないと、「昔は仕事ができる人だったのに……」と陰口をたたかれてしまうだけだ。

自分の夢を実現できることが、頭がいいという新しい定義の一つだと考えると、頭がいいとは人生にうまく適応していける能力ともいえる。

夢の実現という大げさなものでなくとも、やりたいことができる自由をどこまで持ち続けられるかが大切になってくる。

何かを達成して終わるのではなく、その先まであることを認識しなくてはいけない、ということだ。頭がいいから仕事ができて出世した、という終わり方ではなくなってきたのだ。

それはつまり、長期戦を戦える脳が必要になってきたということだろう。どんな状況であれ、自分で新しい価値観を作り出せ、そこに自分の喜びや満足感を得ることができなければいけない。

それこそがＡＩにはできないことであり、これからの人間の脳に要求されることであろう。

いまの価値観や常識にとらわれない

そのためには、従来の価値観や人生観にとらわれない、まったく新しい発想ができる脳にならなければいけない。私たちはどうしても目の前の価値、みんながやっていることの範囲で発想をしがちだからだ。

たとえば、ＩＣＴ（インフォメーション＆コミュニケーション・テクノロジー＝情報通信技術）といえば、インターネットやコンピュータがらみのビジネスしか思いつけないことが多い。いま若手で成功している人たちは、ほとんどがインターネットを使ったビジネスが多いのも事実である。だが、そういった現状技術の延長線上の発想だけでは、人生の長期戦ではダメだろう。

近未来を想像し、まったく違うビジネスを思いつくことはなかなか至難の業《わざ》だが、常識を覆して世界に通用するようなまったく新しい仕組みを作り出さなければ、ＡＩにできないことを創造できない。

シギュラリティが遠い将来、仮に来るとしても、それをさらに超えることができるのは私たちの脳でしかないのだから。

これからの時代に求められる、究極の頭のよさとは――

現実の問題としては、遠い将来を考えるより、私たちは自分の脳で「いま」を切り開いていかないといけないだろう。今日からどう生きるのか。子供の頃のあのイキイキとした未来が描けなければいけない。

何もないところからアイデアは出てこないし、思考するだけでは創造することは難しい。常に私たちは新しい体験をして、脳を刺激して、新たな記憶を作り出し、その結合によって新しいことを生み出している。

ＡＩにできないのは、この新しい体験を作り出すことであるし、それができるのは人間の脳だけである。同じことの繰り返しを好むのが脳でもあるが、未知なる体験に挑戦できるのもまた、人間の脳である。

そのためには、自分がいままで経験していないことに挑戦的になるしかない。自分の好奇心を失わず、人生を楽しめることこそが、未来的な脳のありかたではないだろうか。

ストレスは脳にとってマイナスであり、強いストレスにさらされると、海馬の脳神経細胞は壊れてしまう。しかし、これからを考える脳にするには、軽度のストレスは有効である。年を取れば、ストレスを感じにくくなり、ストレスを感じる環境をいやがるものだが、私たちの脳は軽度のストレスをうまく利用して、進化してきた。

ストレスフリーなどと叫ばれるが、じつはそんな環境では、意欲も生まれなければ、挑戦的にもなれない。

自分にとっての軽度なストレス、たとえば新しい勉強を始めるとか、新しい友人を作るとか、そんな生き方をしていく必要があるのだ。

常に変化していくことに対応できてこそ、人生を楽しめる。

そんな人生を楽しめる脳になることが大切なのだ。

おわりに

「頭がいい」ということを、ＡＩやＩＴの時代を考慮して考えてみました。いまの時代に合わせていくには「頭がいい」ということの定義も考え直す必要があるからです。

人間の寿命が伸びて、１００年時代と言われるようになりました。80歳くらいだと思っていた人生全体を考え直していく必要が出てきました。

一生懸命に勉強して、名門大学へ行き、一流会社に入ってという、従来のような考え方では、40年近くある人生後半をどう生きていくかの答えにはなりません。定年後の人生が青春時代より長くなってきているのです。

単純な計算や、住所録のようなものはすでに機械まかせで十分に大丈夫ですし、何かを購入するときも、画像を見ながらワンクリックで可能です。以前ほど記憶力というものが重要視されなくなってきています。

現代社会は情報量が多くなったと同時に、記憶という単純作業は脳の外に出て、脳の中には余裕ができているはずなのです。

詰め込み型の勉強を続けてきた人の脳では、人生後半を楽しむには不十分だということでもあります。

いくつになっても新しいことにチャレンジして、そこに人生の楽しみを見いだせる脳でなければ、楽しく過ごせなくなってきたのです。

また、年齢に関係なく仕事が続けられるような脳も必要になっています。

長寿という問題は、どうも否定的に考えてしまいますが、楽しめる時間が長くなったと考えて、それに対応できる脳にしておかねばならないのです。

定年になって何もすることがない、何もやる気が起きないでは、人生の後半を楽しめないのです。だからこそ勉強と仕事だけに使ってきた脳ではダメなのです。

遊べる脳、自分の持っている個性を活かせる脳にする必要があります。

そのためには従来の「頭がいい」という定義は捨て去って、新しい考え方が大切です。

本書がその答えを見つけるヒントになれば幸いです。

米山公啓

参考文献

港　千尋著『記憶』講談社選書メチエ

スーザン・グリーンフィールド著　新井康允・監訳　中野恵津子訳『脳の探究』無名舎

ジョン・J・レイティ著　堀　千恵子訳『脳のはたらきのすべてがわかる本』角川書店

D・ヘイマー、P・コープランド著　吉田利子訳『遺伝子があなたをそうさせる』草思社

池谷裕二著『記憶力を強くする』講談社

三上章允著『脳はどこまでわかったか』講談社現代新書

別冊日経サイエンス『知能のミステリー』日経サイエンス社

別冊日経サイエンス『進化する脳』日経サイエンス社

別冊日経サイエンス『脳と心のミステリー』日経サイエンス社

別冊日経サイエンス『意識と脳』日経サイエンス社

ニュートン別冊『遺伝子と脳からみる男と女のサイエンス』ニュートンプレス

イミダス特別編集『ここまでわかった脳と心』集英社

臨床神経科学　2001　Vol.19　No.4『右半球をめぐって』中外医学社

臨床神経科学　1995　Vol.13　No.7『神経栄養因子—update』中外医学社

二木宏明著『脳と記憶』共立出版

ノーベル賞研究会編著『ノーベル賞　おもしろ雑学事典』ヤマハミュージックメディア

アラン・ピーズ、バーバラ・ピーズ著　藤井留美訳『話を聞かない男、地図が読めない女』主婦の友社

参考文献

ダロルド・A・トレッファート著　高橋健次訳『なぜかれらは天才的能力を示すのか』草思社
櫻井芳雄著『考える細胞ニューロン』講談社選書メチエ
茂木健一郎著『脳とクオリア』日経サイエンス社
フランシスコ・ヴァレラ、エヴァン・トンプソン、エレノア・ロッシュ著『身体化された心』工作舎
リチャード・E・シトーウィック著　山下篤子訳『共感覚者の驚くべき日常』草思社
立花　隆著『東大生はバカになったか』文藝春秋
服部　桂著『マクルーハンはメッセージ』イースト・プレス
水野　操著『AI時代を生き残る仕事の新ルール』青春出版社
ジャン＝ガブリエル・ガナシア著　伊藤直子監訳　小林重裕他訳『そろそろ、人工知能の真実を話そう』早川書房
新井紀子著『AI vs. 教科書が読めない子どもたち』東洋経済新報社

※本書は二〇〇三年に小社より刊行した『「頭がいい」とはどういうことか』に最新情報を加え、加筆修正し、改題したものです。

青春新書 INTELLIGENCE

こころ涌き立つ「知」の冒険

いまを生きる

〝青春新書〟は昭和三一年に――若い日に常にあなたの心の友として、その糧となり実になる多様な知恵が、生きる指標として勇気と力になり、すぐに役立つ――をモットーに創刊された。

そして昭和三八年、新しい時代の気運の中で、新書〝プレイブックス〟にその役目のバトンを渡した。「人生を自由自在に活動《プレイ》する」のキャッチコピーのもと――すべてのうっ積を吹きとばし、自由闊達な活動力を培養し、勇気と自信を生み出す最も楽しいシリーズ――となった。

いまや、私たちはバブル経済崩壊後の混沌とした価値観のただ中にいる。その価値観は常に未曾有の変貌を見せ、社会は少子高齢化し、地球規模の環境問題等は解決の兆しを見せない。私たちはあらゆる不安と懐疑に対峙している。

本シリーズ〝青春新書インテリジェンス〟はまさに、この時代の欲求によってプレイブックスから分化・刊行された。それは即ち、「心の中に自らの青春の輝きを失わない旺盛な知力、活力への欲求」に他ならない。応えるべきキャッチコピーは「こころ涌き立つ〝知〟の冒険」である。

予測のつかない時代にあって、一人ひとりの足元を照らし出すシリーズでありたいと願う。青春出版社は本年創業五〇周年を迎えた。これはひとえに長年に亘る多くの読者の熱いご支持の賜物である。社員一同深く感謝し、より一層世の中に希望と勇気の明るい光を放つ書籍を出版すべく、鋭意志すものである。

平成一七年

刊行者　小澤源太郎

著者紹介
米山公啓〈よねやま　きみひろ〉
1952年生まれ。作家・医学博士。専門は脳神経内科。聖マリアンナ医科大学卒。同大学で超音波を使った脳血流量の測定や、血圧変動からみた自律神経機能の評価などを研究。老人医療・認知症問題にも取り組む。1998年に内科助教授を退職し、本格的に著作活動を開始。現在、東京都あきる野市にある米山医院で診療を続ける傍ら、エッセイ、ミステリー、実用書などの執筆、講演、テレビ・ラジオ出演、番組監修など、幅広い活動を行っている。
おもな著書に『いつも結果がついてくる人は「脳の片づけ」がうまい！』（小社刊）、『ボケない技術』（かんき出版）、『脳がみるみる若返るぬり絵』（監修、西東社）などがある。

AI時代《じだい》に
「頭《あたま》がいい」とはどういうことか　青春新書 INTELLIGENCE

2018年8月15日　第1刷

著者　米《よね》山《やま》公《きみ》啓《ひろ》

発行者　小澤源太郎

責任編集　株式会社プライム涌光
電話　編集部　03(3203)2850

発行所　東京都新宿区若松町12番1号 〒162-0056　株式会社青春出版社
電話　営業部　03(3207)1916　振替番号　00190-7-98602

印刷・中央精版印刷　製本・ナショナル製本

ISBN978-4-413-04550-6